「骨粗しょう症ドミノ」をくいとめろ！

100年骨

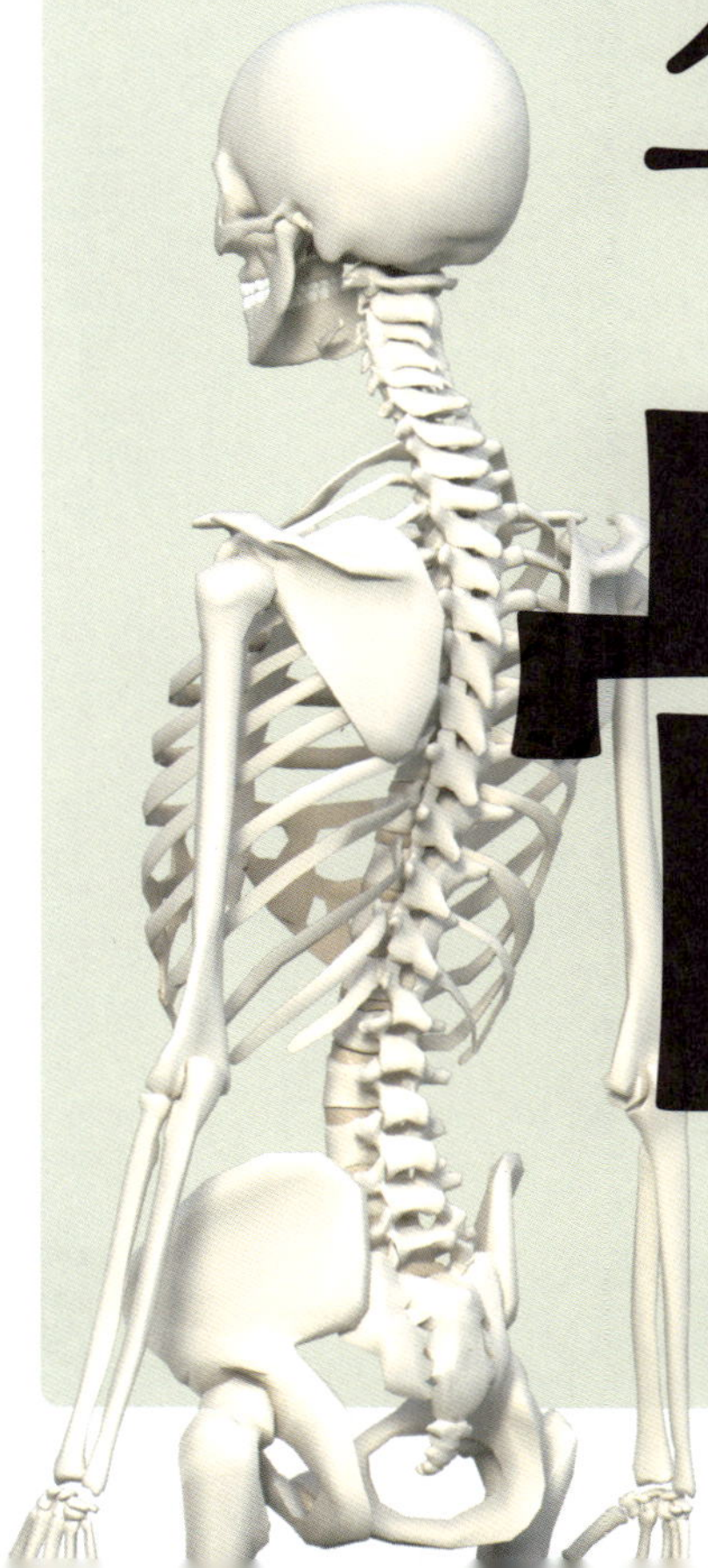

医師
東京慈恵会医科大学整形外科学講座主任教授
整形外科部長
斎藤 充

サンマーク出版

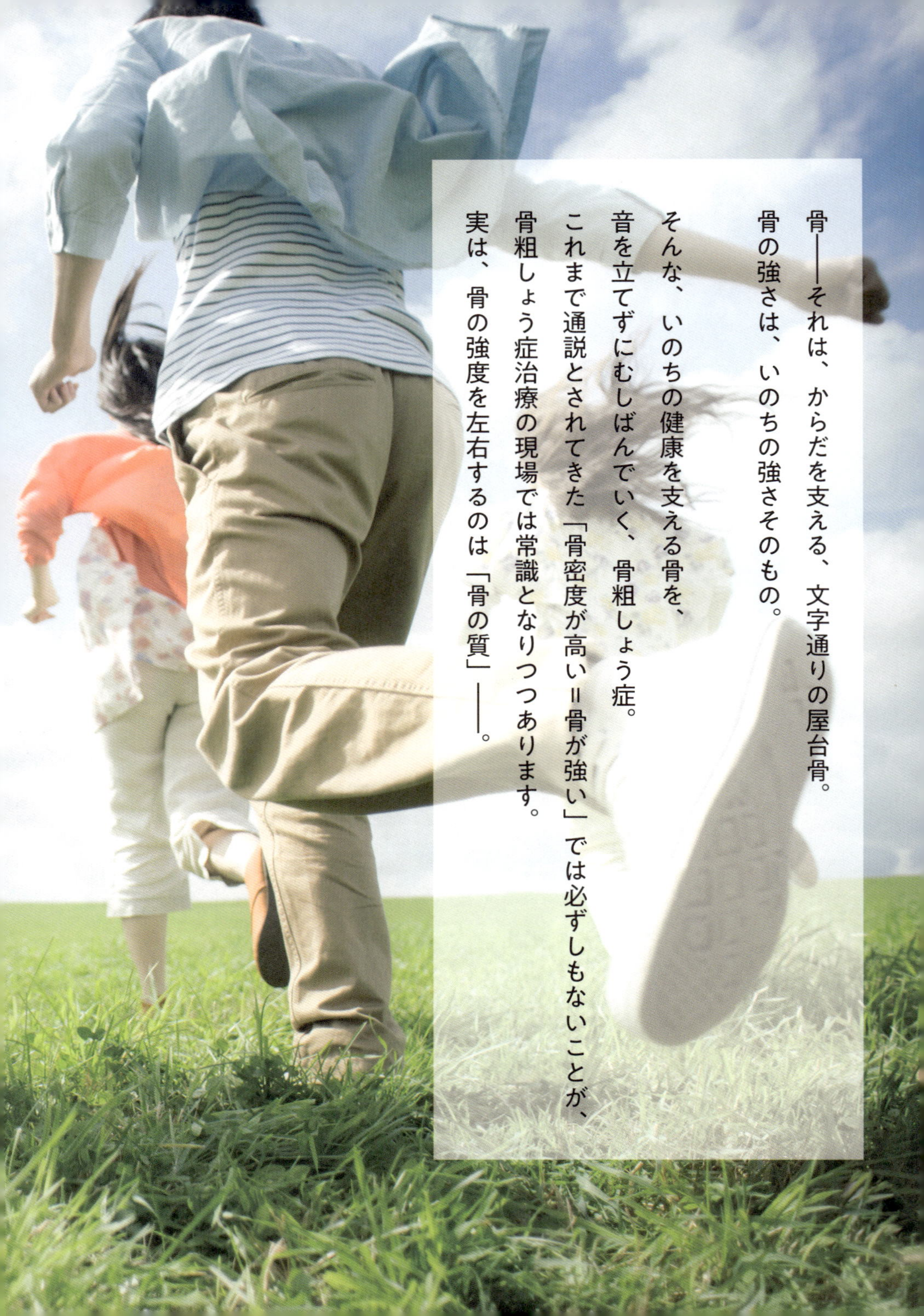

骨——それは、からだを支える、文字通りの屋台骨。
骨の強さは、いのちの強さそのもの。

そんな、いのちの健康を支える骨を、
音を立てずにむしばんでいく、骨粗しょう症。
これまで通説とされてきた「骨密度が高い＝骨が強い」では必ずしもないことが、
骨粗しょう症治療の現場では常識となりつつあります。
実は、骨の強度を左右するのは「骨の質」——。

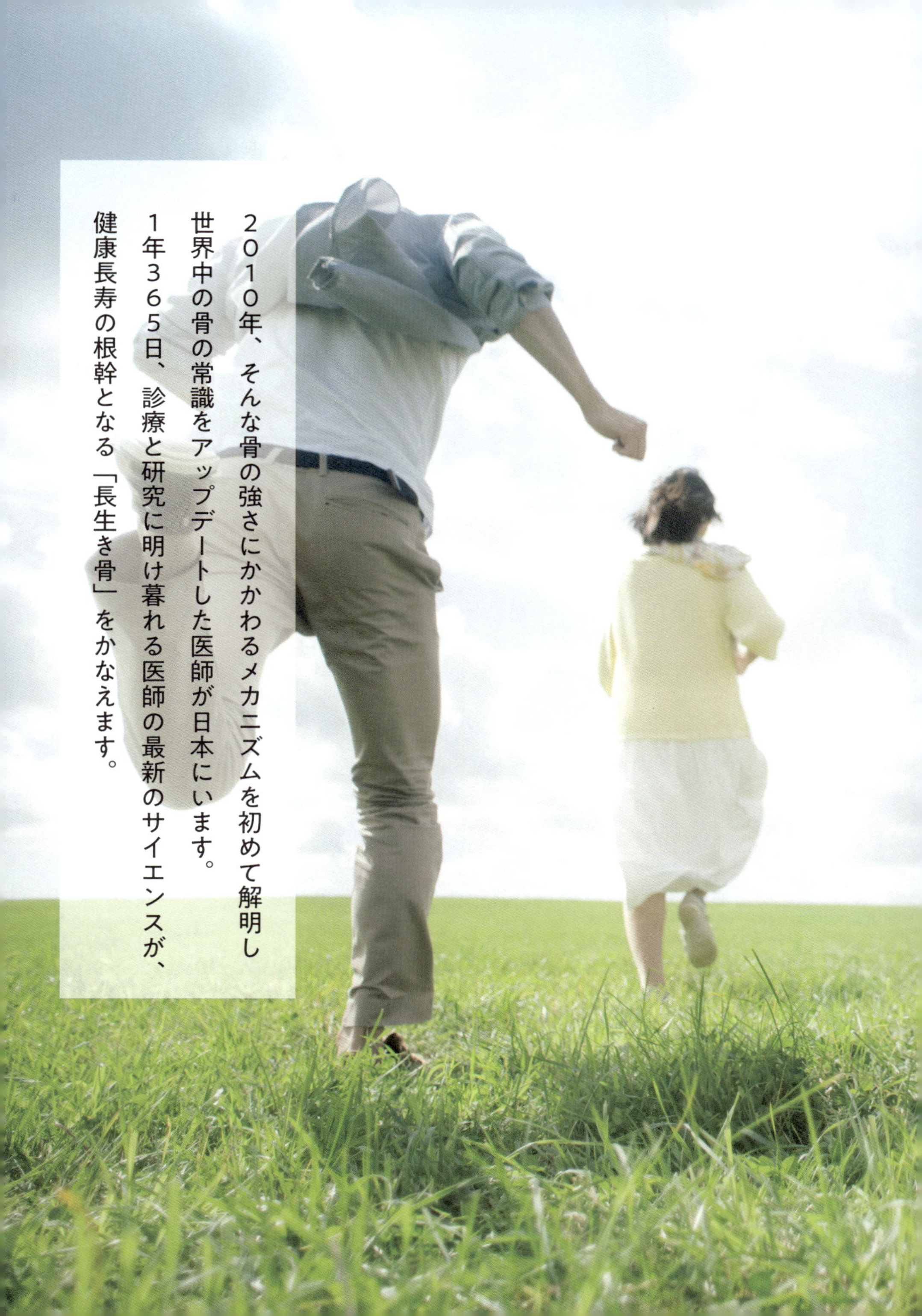

2010年、そんな骨の強さにかかわるメカニズムを初めて解明し
世界中の骨の常識をアップデートした医師が日本にいます。
1年365日、診療と研究に明け暮れる医師の最新のサイエンスが、
健康長寿の根幹となる「長生き骨」をかなえます。

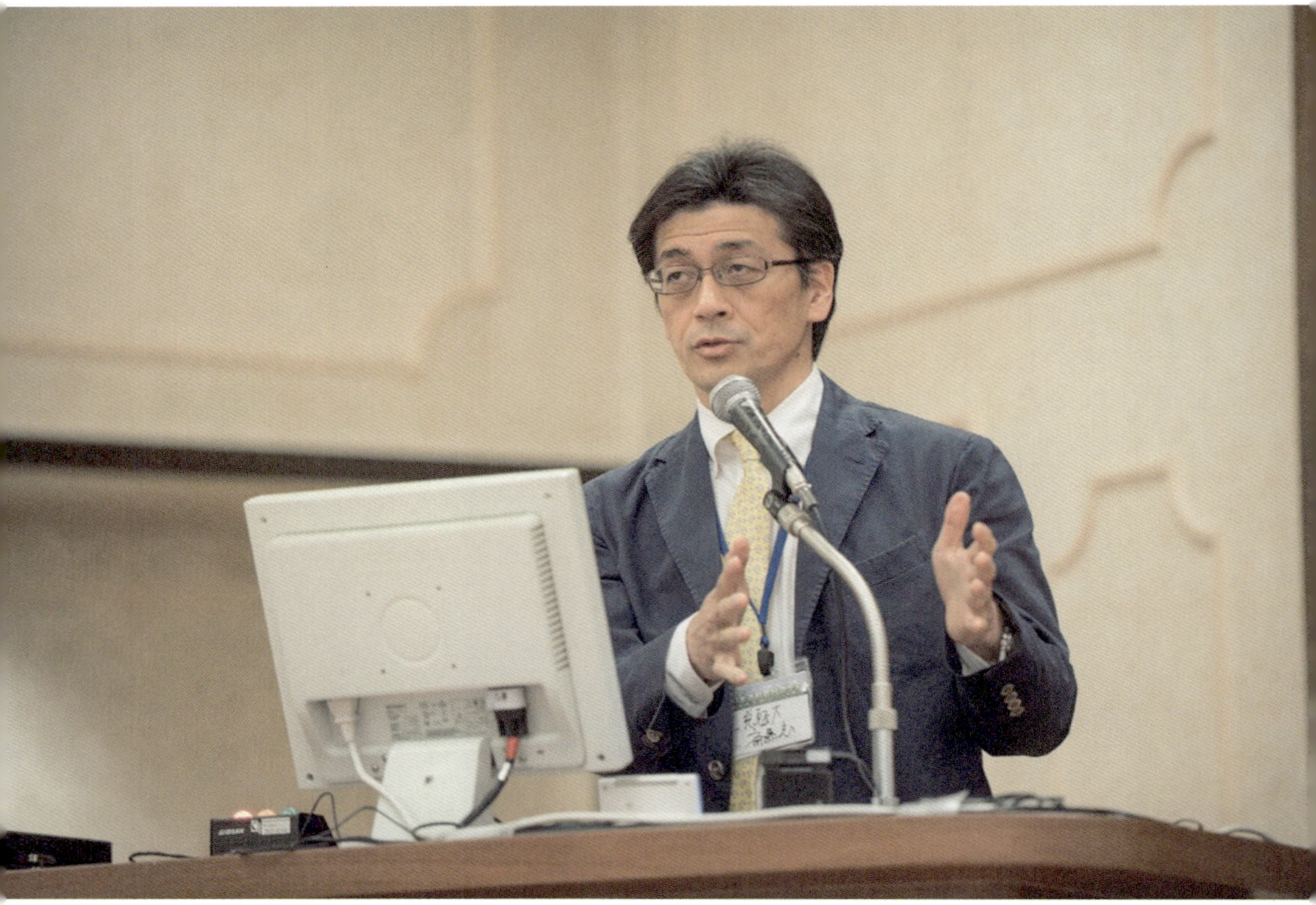

プロローグ

こんにちは、整形外科医の斎藤充です。

私は東京港区にある東京慈恵会医科大学の整形外科学講座で、主任教授と診療部長を務めています。ここは、1922年に日本の大学病院では5番目、私立大学としては初めて開設された、歴史ある整形外科学講座です。

小さいお子さんから高齢の方まで、あらゆる年齢層のさまざまな症状に適した治療を行うため、膝関節、股関節、肩関節、手の外科、足の外科など、10の専門的な外来・外科的治療チームを開設しています。

私の専門は2つあって、1つは関節外科。年間80~120件ほどの、膝関節の手術をしています。また、チームとしてもアスリートの靱帯損傷や半月板損傷、複雑な関節骨折などの手術を年間1400件近く行い、特に膝《ひざ》や股関節の人工関節の手術は、全国から紹介された患者さんが来られ、その件数は、全国大学病院のベスト3に入ります。

そして、もう1つの専門が、骨粗しょう症です。

同じ骨粗しょう症にたずさわる医師として、整形外科医が、内科や婦人科など他の診療科の医師と異なるのは、手術の際、自らの手で骨や靱帯や腱、血管にも触れ、「骨の強度」というものを身をもって体感していることにあります。

たとえば、手術前の検査では骨密度が高かったとしても、手術中に骨に触れたときに、「ん？　これはもろいな」とか「これは柔らかいぞ」と感じることがあります。そんな場合は、力加減を抑えて慎重に手術を進めるだけでなく、手術後の早い段階から、骨強度の改善を目指した治療を開始することができます。

骨に実際に触れ、骨の外も中も知り尽くしている――それが私たち整形外科医と言えます。

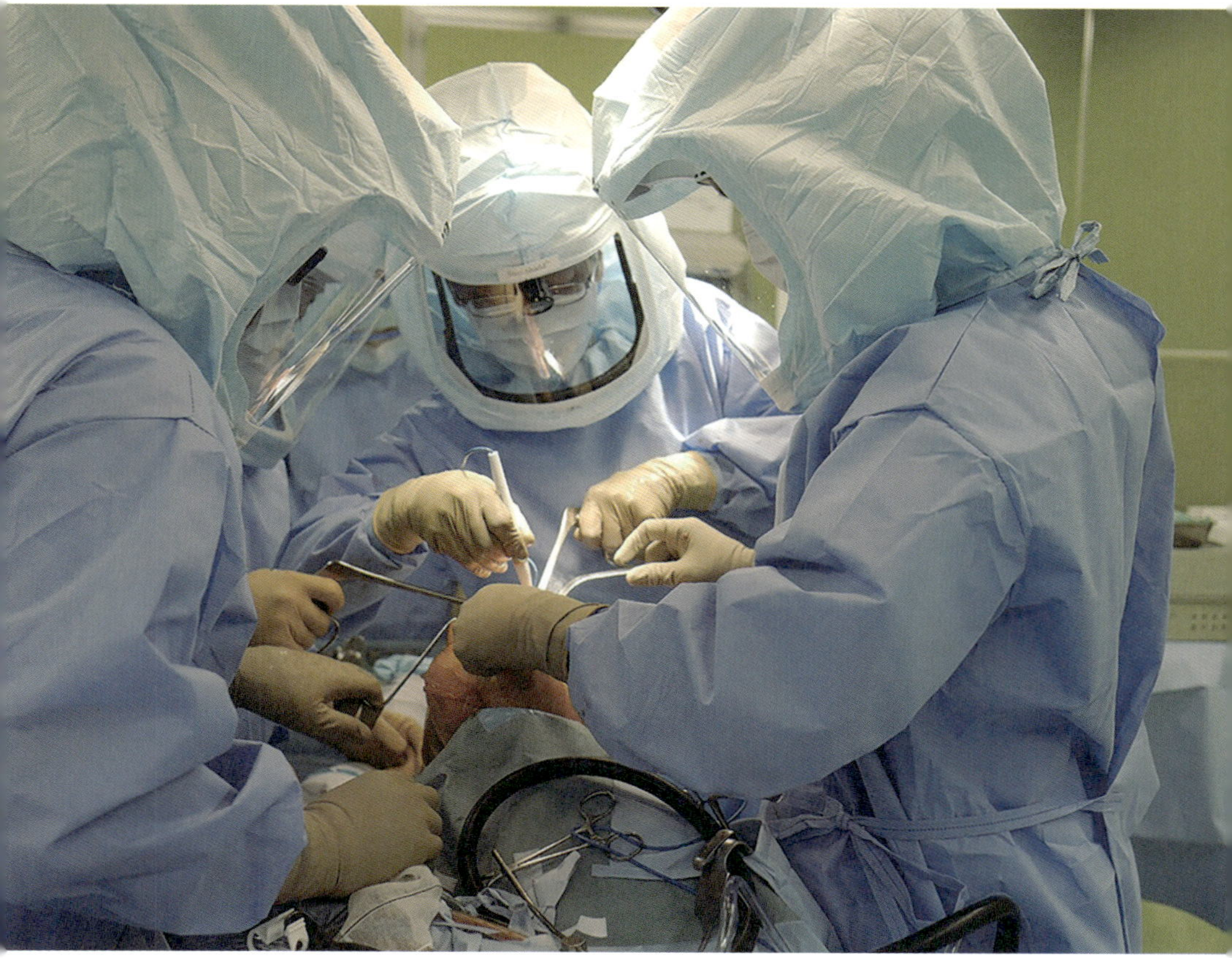

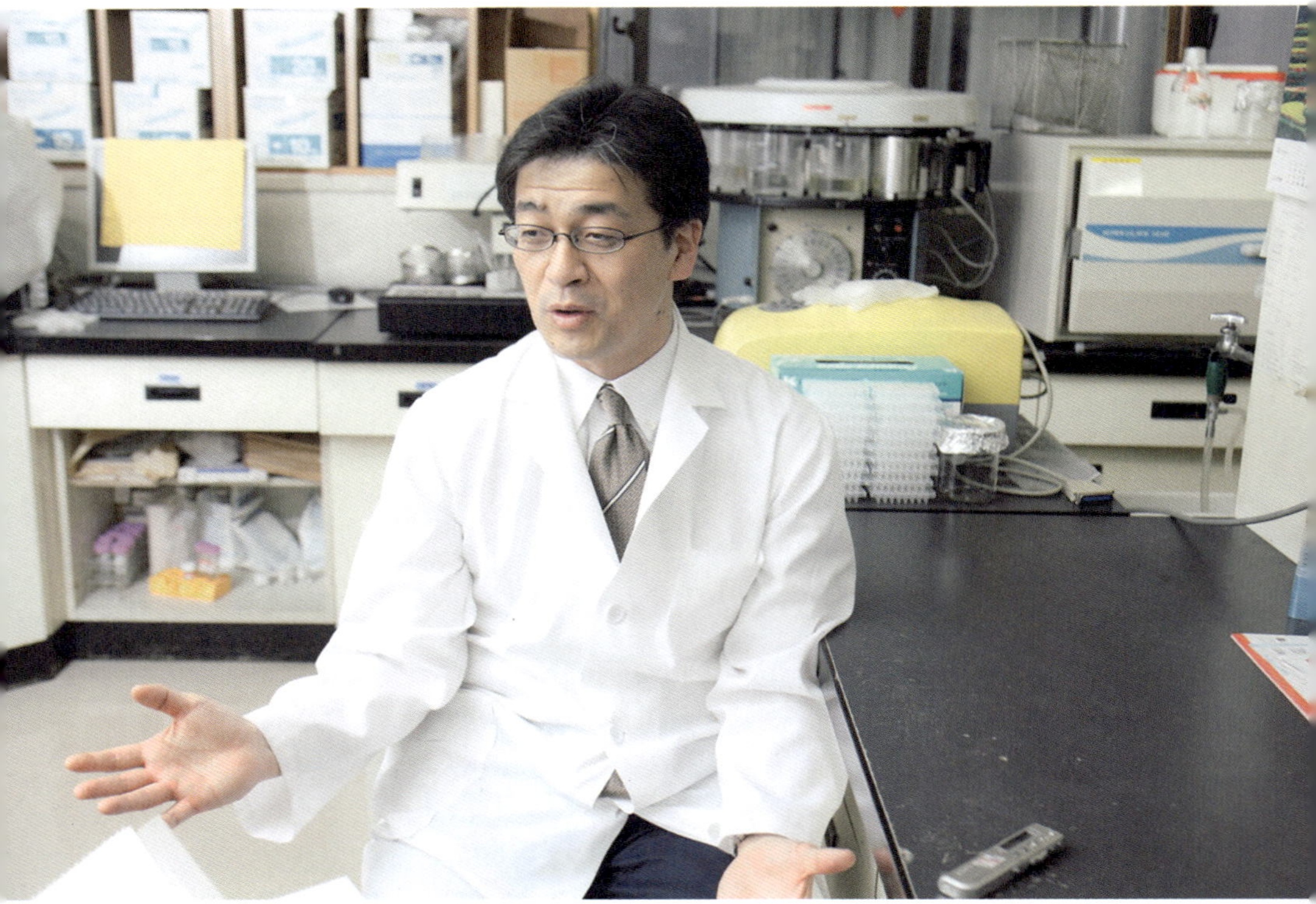

＊＊

私は、2010年に、それまで長きにわたり「骨の強さ＝骨密度」と言われていた通説を覆す論文を発表しました。

「骨質」が骨の強さにかかわるメカニズムを解明し、「骨質」を評価する方法を世界で初めて提唱したこの研究成果は、大きな注目を浴びました。

世界中の論文に1000件以上引用され、骨粗しょう症のガイドラインを書き換えることになりました。

今では、「骨質」と「骨密度」の両方が骨の強さを決める、というのがスタンダードとなりましたが、これは、かつて若き日の私が感じていた、ある違和感が発端でした。

まだ30歳代頃のことです。患者さんを診ている中で**「骨密度が正常なのに骨折を起こす方が後を絶たない」**——と気付きました。

「何かおかしい」と、その疑念が拭いきれず、大学院時代から行ってきた基礎研究を患者さんの診療の合間に継続して、それが、世界で初となる骨粗しょう症のメカニズムの解明につながりました。

それまでは、骨がもろくなって骨折しやすくなる病気である骨粗しょう症は、「骨密度」すなわち、カルシウムだけが重視されていました。

それに対して私は、**「骨を強くするにはカルシウムで骨密度を高めるだけでなく、コラーゲンの質を高めることで骨質を高めることが必要だ」**ということを発見したのです。

＊＊

「エビデンス」という言葉を聞いたことはありますか？

エビデンスとは根拠や裏付けという意味で、医療の世界では、エビデンスに基づく治療を行うことが当たり前になっています。

でも、エビデンスは決して、人間のからだの神秘のすべてを解き明かしているわけではありませんし、後になって覆されることも少なくありません。

私たち医師に、新しいエビデンスの芽を授けてくれるのは、患者さんです。

日々、患者さんを診ていると、これまでの常識やエビデンスでは説明できなかったり、診療ガイドライン通りにはいかなかったりといったことが、たびたび起こります。

私のモットーは「何かおかしいは絶対におかしい、一度立ち止まって熟考せよ」。これは外来診療でも、手術中でも同じで、そんな「何かおかしい」をきっかけに、私は、その後も診断と治療法の開発を進めてきました。


骨粗しょう症は、日本だけで1600万人近い隠れ患者さんがおられると推定されますが、その検診率はわずか5％に過ぎません。

骨粗しょう症が進行するとからだじゅうの骨が弱くなり、骨折ドミノが起こると、その後の死亡のリスクを8倍も高めてしまいます。

また最近の研究から、骨粗しょう症の患者さんは動脈硬化や心臓疾患などを合併しやすいことや、動脈硬化、高血圧、糖尿病、腎機能障害、慢性肺疾患等の生活習慣病を患っている方は、骨折する危険性が高いこともわかってきました。

骨粗しょう症の予防と治療は、単に骨折を防ぐだけでなく、健康長寿のカギでもあるのです。

本書では、世の中で勘違いされている骨粗しょう症についてきちんとした最新のサイエンスをお届けしていきます。

たとえば、後のページで詳しくご紹介しますが、**「骨粗しょう症には3タイプある」**ことは、治療の上でとても大事なのに、まだ広くは知られていません。

また、直近では、２０２３年に発表した**「日本人の98％はビタミンD不足」**という発見が、医療界の大きなニュースになりました。

特に若い人ほどビタミンD不足の割合が高かったのには驚きました。ビタミンD不足は、骨粗しょう症や骨折のリスクになることが知られていますが、骨折リスクはなんと6・6倍になるという報告もあります。

こういった骨を守るための最新の知識をアップデートしていただいて、健康増進にお役立ていただけたらと願っています。

＊＊

骨とは、実に不思議な器官です。からだの成長が止まれば骨は形も変えずじっとして動かないように見えますが、実際のところは、年間約7〜40％もの骨が新陳代謝して入れ替わっています。

毎日、古い骨が壊され、新しい骨が誕生することを**「骨代謝」**といい、後に詳細をお伝えしていきますが、**つまりは、骨は硬く、静的に見えて、中身は常にリフレッシュし続けている、実は動的な存在なのです。**

1年に40％も変わるということは、2年ちょっとで人の骨の組織はすべて入れ替わるということ。これは他の組織よりもはるかに速いスピードで新陳代謝しているということです。つまり、対策いかんで、骨は何歳からでも、比較的スピーディーに若返ることができるのです。

ですから、「もう年だから」とあきらめるのはもったいない。**何歳からでも、人は骨から若返っていけます。**本書をお読みいただき、第3章でご紹介するセルフケアを続けると、確実に骨は強くなり、骨粗しょう症を遠ざけることができるのです。

人生100年時代は、骨から始まります。

人生を乗せて走る、その屋台骨に意識を向けて、彩りに満ちた骨太の人生を、骨からつくっていきましょう。

斎藤 充

2024年10月

100年骨　目次

第1章

100年長寿の要は「骨」

第2章 「骨密度」だけじゃない! 骨健康を左右する「骨質」とは?

第3章

骨粗しょう症を予防する「運動」と「栄養」

第4章 骨粗しょう症かも？ と思ったら

第5章 骨常識を最新にアップデート よくいただく質問に答えます

◆骨密度と骨質についての基本の質問

◆巷で話題の「骨強化成分」、整形外科医はどう見ている？

◆子どもの骨の気になる問題

◆骨が若返ると人生が変わる

第6章 骨の最新医学で一生〝元気骨〟で生きていこう

装丁　萩原弦一郎（２５６）
本文デザイン　米川リョク
構成　木原洋美（医療ジャーナリスト）
イラスト　松山朋未
本文ＤＴＰ　天龍社
編集協力　鷗来堂
編集　橋口英恵（サンマーク出版）

第1章

100年長寿の要は「骨」

「骨の強さ」を決める２つの要素

骨の半分は「コラーゲン」でできている⁉

２０２２年2月、「骨」にまつわる興味深いニュースが科学専門誌に掲載されました。「呼吸器に疾患があったことを示す証拠を骨に残す恐竜の化石が見つかった」という驚くべき論文が有名学術誌「Scientific Reports」に発表されたというのです。恐竜が生きていたジュラ紀は、今からおよそ1億５０００万年も前のこと。そんな気の遠くなるようなときを超えて、骨は自分のからだに起きた異変を後世に伝えたということでしょうか。

すべての臓器を包み、支えている骨は、私たちヒトを含む脊椎動物が生きて、活動していく上で最も重要な屋台骨。強く、太く、頑丈で長持ちしてほしいと願います。

しかしながら、そもそも〝強い骨〟とはどんな骨なのかを知っている人は、残念ながら少数派と言えるでしょう。まして、健康長寿の要である、骨の健康を守るための知識は、ほとんど知られていません。

そこでこの章では、骨の強さを決める要素や、骨が弱ることで起こる健康障害の数々をお伝えしたいと思います。

骨、と聞くと真っ先に「カルシウム」「骨密度」という言葉が思い浮かぶ方も多いでしょう。実際、骨の体積の約半分はカルシウムやリンを主体とするミネラル成分でできています。でも、**骨の成分はカルシウムだけではありません。残りの半分は、タンパク質の一種であるコラーゲンです。**

「硬い骨の半分がコラーゲンでできている?」と多くの方は驚かれますが、骨の中でコラーゲンはとても大切な役目を担っています。

2010年「骨質」が骨の強さにかかわると解明

骨の構造を理解してもらうために、私はよく、鉄筋コンクリートの建物にたとえてお話しします。

コンクリートに相当するのがカルシウムで、鉄筋はコラーゲンにあたります。

通常、鉄筋コンクリート製の建物は大きな地震が来ても簡単には崩れ落ちませんが、これは鉄筋がしなって、地震の衝撃を吸収してくれるおかげです。

骨も同様で、カルシウムなどのミネラル成分とコラーゲンの分子が粘り強くつながり合うことで、骨の強度を保っています。

骨に存在する無数のコラーゲン分子は、棒状のタンパク質です。建物でいうところの鉄筋1本がコラーゲン分子1本で、「架橋《かきょう》」と呼ばれるものが「梁《はり》」の役割を果たして、隣り合う鉄筋同士（コラーゲン同士）をつなぎとめています。

この無数のコラーゲンが骨に粘り強さ、「しなり」を与えます。コンクリート（＝カルシウム）だけの建物は瀬戸物のように粘り強さがなくパリンと割れてしまいますが、鉄筋（＝コラーゲン）が足りない骨も、まさにこれと同じです。強度が足りず、弱く劣化しやすいというわけです。

コンクリート＝カルシウムなど＝骨密度（骨量）
鉄筋＝コラーゲン＝骨質

という関係性です。骨の強さは、カルシウムだけでなく、コラーゲンが影響しているのです。

女性の骨密度の変化

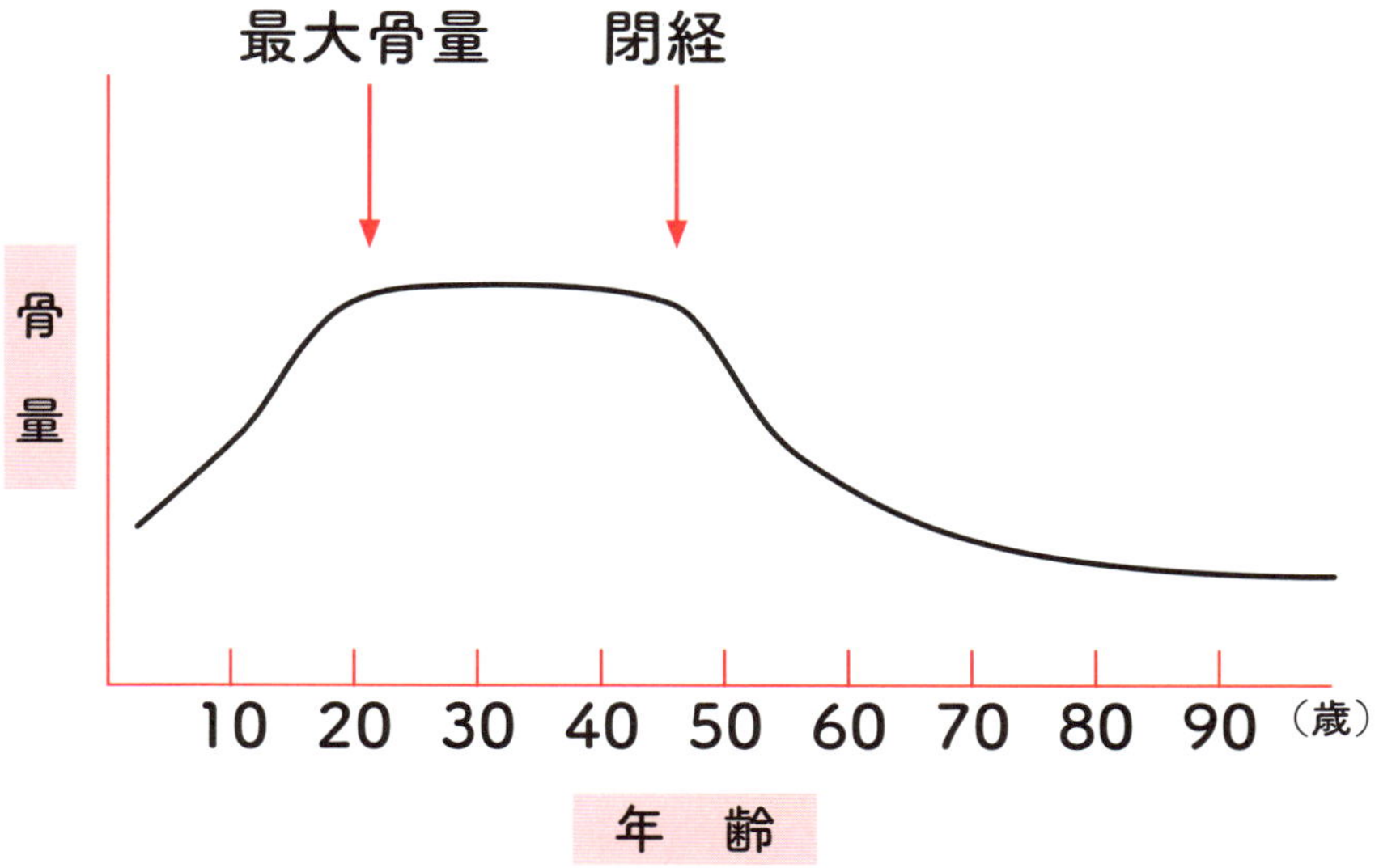

人の骨密度は、生まれてから20歳くらいにかけて一気に上がり、40～50歳くらいから低下します。結果として、**10代の子どもの骨密度と80代の高齢者の骨密度は同じ程度**です。

ですが、骨折するときの「折れ方」はまったく違ったものになります。

子ども特有の骨折に**「若木骨折」**というものがあります。その名の通り、骨が若木のようにしなりながら曲がってしまいます。ポキッとはいかない折れ方です。

子どもの腕や足などの細く長い骨（特に腕の骨）に生じやすく、強く手をついて転倒するなど、細く長い骨の縦方向に力が加わることによって起こります。若木骨折は、基本的に大人がなることはありません。

同じ骨密度であっても、高齢の方の場合、ポキッと硬くてもろい骨折になるのは、コラーゲンが劣化し、骨質が低下していると、強度は保てないということの証と言えるでしょう。

プロローグにも書きましたが、「骨を強くするにはカルシウムで骨量を増やすだけでなくコラーゲンの質を高めて骨質を高めることが必要だ」ということを発見したのは私たち慈恵医大のチームです。

1993年にWHOが示した骨粗しょう症の定義には、「骨の強さは骨密度で決まる、だからカルシウムが大事」とあり、当然ながら骨質のこともコラーゲンのことも書かれていません。

コラーゲンの重要性など、「骨質」が骨の強さにかかわるメカニズムが解明されたことで、世界の骨の常識はがらりと変わり、骨粗しょう症のガイドラインも改訂され、治療も大きく前進することになりました。

かつてのガイドラインと現在とでは、まさに隔世の感がありますが、私たちはその後も、骨の常識を塗り替える発見や発明を積み重ねています。

骨折だけじゃない！ コワイ骨粗しょう症

1カ所の骨折が寝たきりと介護を招く

骨の強度が衰え、もろくなるのが「骨粗しょう症」です。

ですが、骨粗しょう症は骨がもろくなり、骨折しやすくなる病気――という説明は、あまりにもざっくりしています。というのも、**骨粗しょう症は単に骨折しやすくなるだけでなく、万病にかかわる病気だからです。**人生全般にダメージを及ぼします。

たとえば、高齢者の骨折は、寝たきりや要介護状態を招き、健康寿命を縮める大きな要因になります。

特に足の付け根（大腿骨頸部《だいたいこつけいぶ》）や手首、背中、肩などの骨を骨折すると、立つことや歩くことができなくなり、要介護や寝たきりになる危険性が高まります。

厚生労働省の調査によると、「65歳以上の方が要介護者となった主な原因」は、運動器の障害（「転倒・骨折」「関節疾患」）が「認知症」や「脳血管疾患」、「高齢による衰弱」を抜いて最も多く、女性に限れば、運動器の障害は全体の約3割を占めています。

昔と違い、昨今の65歳は若々しく、趣味や仕事など、まだまだ活発に動き回れる年齢ですよね。それなのに、骨折によって一気に老化が進んでしまうというのは、ご本人にとってても家族にとってもショックな事態でしょう。

背骨の骨折では腰が曲がることがあり、曲がっている箇所周辺の筋肉が緊張して痛みが生じます。痛みや腰の曲がりはからだの動きを制限してしまうため、着替えにくい、歩きにくいなど、日常生活でのさまざまな動作（「ADL」と言います）の低下を招きます。足の付け根を骨折すれば、歩行が困難になり、寝たきり、引きこもり状態を招き、その結果、筋肉量が減少したり筋力が低下したりする「サルコペニア」にもつながります。

また、最近の研究から、骨粗しょう症の患者さんは動脈硬化や心臓疾患などを合併しやすいことがわかっています。

動脈硬化、高血圧、糖尿病、腎機能障害（CKD）、慢性肺疾患（COPD）といった生活習慣病を患っている方は、骨のコラーゲンが過剰に老化する「骨質劣化型の骨粗しょう症」となり、骨折する危険性が高いことも明らかになりました。

「認知機能の衰え」も助長する骨粗しょう症

さらに骨粗しょう症は、認知機能の衰えも助長します。慈恵医大の神経内科との共同研究では、パーキンソン病の患者さんで骨質マーカー（骨質の劣化を測る値）の数値が悪いと、認知機能が悪くなってしまうことがわかっています。

パーキンソン病とは、「からだのふるえ」「動作がゆっくりになる」「筋肉がこわばり手足が動かしにくくなる」「転びやすくなる」などといった症状を特徴とする病気で、脳の指令を伝えるドーパミンと呼ばれる物質が減ることによって起こります。

通常、パーキンソン病は、認知機能には影響されないとされていますが、こと骨質の劣化があるパーキンソン病の患者さんには、認知機能の低下が認められるデータがあるのです。

まさに、骨粗しょう症は万病に関係しているわけです。健康長寿を楽しむために、骨粗しょう症を予防し、治療することの大切さをご理解いただければ幸いです。

男性は「骨質劣化型骨粗しょう症」で骨折しやすい

骨粗しょう症というと、「60代以上の女性は気を付けて」と言われてきましたが、決して女性だけの病気ではありません。男女関係なく、50歳以降は性ホルモンが減少します。この性ホルモンの減少が骨密度とコラーゲンの老化に拍車をかけてしまうわけですから、男女ともに、ご自分ごととして問題意識を持っていただく必要があります。

骨粗しょう症の一番の原因は性ホルモンの減少で、女性では閉経、男性では壮年期以降にリスクが高まります。

男性の骨粗しょう症の場合、骨質劣化型の骨粗しょう症になりやすいということがわかっていて、男性が高齢で骨折すると、女性よりも3～4倍も死亡率が高いという報告があります。

女性は骨密度が若い人の値の70％を切ったあたりから骨折しやすくなるのに比べ、男性は80％を切るとその危険があるのです。その理由は、男性は女性よりも酸化ストレスの影響を受けやすいため、骨質が悪くなりやすいのではないかと考えられています。

それなのに、ほとんどの男性は骨粗しょう症を女性の病気と決めつけているのも問題です。大型犬の散歩中、ひっぱられて転倒しただけで骨折したり、風呂で足元がよろめいて浴槽にからだをぶつけたりなどといった、ささいなことで骨折してしまった場合には、十分に骨粗しょう症を疑う必要があります。

骨粗しょう症であごの骨も劣化、歯も弱くなる

骨粗しょう症は、歯を支えているあごの骨（顎骨《がくこつ》）の劣化も招きます。顎骨も骨ですから、骨粗しょう症であれば、他の部位と同じように骨量が減っていきます。

今、歯科では、上下の歯全体を広い範囲で撮影できる「パノラマレントゲン」を用いて骨粗しょう症を診断するＡＩソフトの開発が進んでいます。

骨が弱るときは、どこか一部の骨だけが弱るのではなく、全身の骨が弱くなります。

顎骨は特に薄い骨ですが、上に歯が乗り、日々、何千回、何万回と強い力がかかるこの顎骨は、他の骨よりもダメージを直接的に受けやすいと言えます。

歯茎を支えているのは顎骨ですから、顎骨が弱くなると歯茎がグラグラし、歯が弱くなることにつながります。

顎骨が弱くなり、歯が抜けるようなことがあれば、食事が不自由になります。咀嚼《そしゃく》の力が低下し、栄養がうまく摂れなくなります。栄養が摂れないと、さらに全身の骨もやせてしまい、萎縮してしまうというように、結局は全身が弱る方向へと、すべてつながってしまうのです。

私たちのチームの調査でも、「骨質劣化型」の骨粗しょう症になった高齢女性では、残存する歯の数が、他の人に比べて非常に少ないことがわかっています。

次章でお伝えしますが、骨質が劣化しているということは、体内に「AGEs《エイジーイーズ》終末糖化産物（Advanced glycation end products）」という物質が溜まり全身の酸化・糖化が進行している証でもあります。単に虫歯になりやすいとか残存する歯が少ない、といった話では済みません。

骨、血管、筋肉、軟骨、歯、そして神経と、からだはすべて連関しているので、歯が弱いという自覚がある方は骨粗しょう症を疑い、検査を受けてほしいと思っています。

骨粗しょう症から認知症まで一気に進行した80代女性

骨粗しょう症は健康寿命に大きくかかわってくると書きましたが、それを示している典型的な患者さんの例をご紹介しましょう。私の患者さんではありませんが、東北地方で実際に起きた症例です。

90歳をまもなく迎えるキョウコさん（仮名）は数年前まで元気に働いていました。仕事は化粧品の販売会社の経営と訪問販売。活動的な彼女は40代で運転免許を取得し、80歳を過ぎても愛車を駆って忙しく動き回っていました。

健康には自信があり、「毎日ヘトヘトになるくらい働いているんだから、たくさん運動しているのと同じ。ご飯だってモリモリ食べているから元気よ」と自信満々でしたが、高血圧の持病を抱え、薬とサプリメントが手放せない。加齢とともに背中が丸くなり、153㎝だった身長は140㎝台にまで縮んだ半面、体重は60kg以上。

手足は細いけれど、お腹周りは鏡もちのようにどっしりしていて、子どもたちからは

「雪だるまに爪楊枝の手足を刺したみたい。手足が可哀想」と心配されていました。

ある日、銀行へ出かけたキョウコさんは、雨で濡れたフロアですべって転倒した拍子に手首を骨折。搬送先の整形外科で思わぬことを告げられます。

「骨粗しょう症ですね。非常に骨折しやすくなっています。治療しましょう」

薬を飲み始め、転ばないよう気を付けた他、子どもたちにすすめられ公営プールでの水中歩行にも挑戦しましたが、薬はたびたび飲み忘れ、プールも続きません。

「忙しいんだもの、しょうがない」と言い訳しながら1年が経過した頃、恐ろしいことが起こりました。深夜、眠っていたキョウコさんは、突然の背中の激痛で目を覚ましました。寝返りを打つことも、起き上がることもできません。2階で寝ていた息子を大声で呼ぶと、幸い気が付いて、すぐに救急車を呼んでくれました。

診断は骨粗しょう症から来る「脊椎圧迫骨折」。背骨の骨折です。

コルセットを装着して安静にし、痛み止めを飲んで、3週間入院していれば治るはずでした。でも治らず、入院は3カ月に及びました。

さらに、退院後のキョウコさんには、新たな異変が生じていました。

入院中も携帯電話で部下に指示を出したり顧客に電話したりと、仕事を休まなかった彼女は、帰宅するなり「車の運転くらいはできる」と飛び回り始めたのですが、どこかおかしい。会社から持ち帰った荷物を見て「いつの間に、誰が持ってきてくれたの？」と仰天し、軽微な追突事故を繰り返す。背中から腰にかけての痛みもひかないと言います。

同居する息子が、悩んだ末、市内のクリニックに連れて行くと、医師はさりげなく認知症検査を行い「軽度の認知症」と診断。異変の背景には認知症があったのです。それから2カ月後、キョウコさんは泣く泣く運転免許を返納。しばらくは息子に手伝ってもらいながら仕事を続けましたが、病状はみるみる悪化していきました。

背骨の骨折から2年もしないうちに、1分前のことも覚えていられなくなり、自分で食事を飲み込むこともトイレに行きたいと訴えることもできなくなりました。そしてついに、膝から下の動脈が詰まる「下肢閉塞性動脈硬化症」を起こします。すぐに血流を再開する手術かカテーテル治療を行う必要がありましたが、「認知症の人には行えない」と断念され、脛《すね》から下が黒く壊死《えし》。

「からだが衰弱しているので、足の切断手術もできない。このままだと壊死した部分から毒が全身に回り、長くはもたない」と宣告されてしまいました。

いかがでしょうか。高齢の方が、骨折で入院して戻って来たら、体調や認知症が一気に悪化していて驚いた、というお話はよく耳にされるのではないでしょうか。からだを動かさないということは、それだけでも健康を損なうリスクですが、骨粗しょう症をきっかけに、生活が一変してしまうこともあるのです。

がんに罹患する人は2人に1人ですが、骨は100%、誰もが弱くなります。

とりわけ、足の付け根近くを骨折する大腿骨近位部骨折は5人に1人がなると言われています。これは非常に危険な骨折で、75歳以上で大腿骨近位部骨折を起こした人の5年生存率は、男女あわせて約2割。8割近くの人は5年以内に亡くなってしまいます。

残念ながら、年をとって骨が強くなるという人は一人もいません。全員が問題意識と、正しい知識を持って骨に向き合うことが大切です。

背骨を「いつのまにか骨折」から守ろう

最も多いのは、痛みを感じない「いつのまにか背骨骨折」

骨粗しょう症で最も多い骨折は、キョウコさんの身にも起きた背骨の骨折です。

骨折と言っても、背骨の骨折は、ポキリと折れるのではありません。骨がもろくなったことによって、じわじわと、つぶれるように症状が進行します。

「痛みを感じないまま、いつのまにか骨折している人」が、10人に6人もいらっしゃることから、私たち骨粗しょう症にたずさわる医師たちは**「いつのまにか骨折」**と名付けて注意を促しています。背骨の骨折の進行は、その後の死亡のリスクを8倍も高めてしまうこともわかっています。とても恐ろしいことです。

「いつのまにか骨折」は、1カ所の骨折だけでは済みません。1つの骨が折れるということはすなわち、他の骨も弱くなっているということなので、1年以内に、他の背骨や足の付け根近くなどで次々と骨折が続くことは珍しくありません。

このようなドミノ倒しのような骨折の連鎖は**「ドミノ骨折」**と呼ばれています。

なかでも背骨は「椎体《ついたい》」と呼ばれる小さな骨が積み重なった構造のため、1カ所がつぶれると、それが引き金となって2カ所、3カ所と骨折が連鎖・拡大します。結果として、背中が丸くなったり、身長が数cmも縮んだりして初めて気付く、といったことも起きます。

身長が「2cm」縮んだら要注意、「4cm」で赤信号

「いつのまにか骨折」のサインには、次のようなものがあります。

①背中が曲がってきた

壁にかかと、お尻、背中をつけてまっすぐ立ちます。その状態で後頭部をつけようとしてもつけられない場合、背骨（椎体）を骨折している可能性があります。

②若い頃に比べて、身長が２㎝以上縮んだ（４㎝以上は赤信号！）

20代の頃と比べて身長が２㎝以上低下した場合、骨粗しょう症からの「いつのまにか骨折」が進行している可能性があります。**特に４㎝以上低下している場合は赤信号です。**

以前、テレビで女優の桃井かおりさんが「自分の背中を見ていますか」と、骨粗しょう症予防の啓発をしていたＣＭをご記憶の方もいるかもしれません。

身長が若い頃に比べて「４㎝低下」していたら、背骨が骨折しているかもと疑ってください。

背中が曲がってきた、身長が縮んだというサインは、「高いところに手が届かなくなった」という日常生活での不便さで気が付く場合もあるようです。

③背中や腰が痛む

先の例でお話ししたキョウコさんは、痛みを感じる背骨の骨折でしたが、「いつのまにか骨折」の特徴として、痛みを感じない場合が多々あります。

痛みがある場合も、腰痛と同じような痛みの場合もあります。背中や腰に起こる痛みや違和感に注意します。

これらのどれか1つでも当てはまるようであれば、骨粗しょう症の専門外来で検査を受けることをおすすめします。

なお、自治体の健診等で受けることができる検査は、測定結果にバラツキがあるため、せっかく受けても病気を見逃してしまう可能性があることをお伝えせねばなりません。検査については第4章をご覧ください。

非常に身近にある「いつのまにか骨折」。手足の骨折は痛いので皆さん気が付きますが、背中はなかなか気が付かないので特に注意が必要なのです。

人は骨から「生まれ変わる」

大小200個の骨が多くの役割を担っている

本書は、ご自身の骨により関心を持っていただき、骨粗しょう症への注意と対策をお伝えするのが目的ですが、骨について意識を向ける機会は、日常ではあまり多くないかもしれません。たとえば、人体にはどのくらいの数の骨があるかご存じでしょうか。

人体を支える骨は、大小約200とも言われます。

骨の大きさは、一番小さい耳小骨《じしょうこつ》の1つ「あぶみ骨」で3〜4㎜程度。最も大きいのは太ももの大腿骨で40〜50㎝ほどもあり、ごくごく微小な骨から、大きな骨まで、それぞれが大切な役割を担っています。

骨の役割は主に次の5つです。

①からだを支える……約200個の骨が全身を支えている。

②臓器を保護する……外的な衝撃などから臓器を保護する。たとえば、頭蓋骨は脳を、肋骨《ろっこつ》は心臓や肺を保護している。

③からだを動かす……筋肉と密接に連携してからだを動かしている。

④血液をつくる……血液細胞である赤血球、白血球、血小板は、骨の中心部にある骨髄でつくられる。

⑤カルシウムを貯蔵する……骨には体内のほぼすべてのカルシウムが蓄えられている。

ちなみに、からだの中で一番小さい骨「耳小骨」には、音による鼓膜の振動を、電気信号に変換する蝸牛《かぎゅう》という器官に伝える役割があります。電気信号は聴神経を通って脳まで伝わり、脳がそれを認知すると、人は「音が聞こえた」となります。

人間に備わる200もの骨たちが、これだけ多くの役割を担っているわけですから、その骨の強度が低下する骨粗しょう症が、万病の原因であることも納得していただけるのではないでしょうか。

年間に40%も骨が生まれ変わる「骨代謝」

骨は成長とともに大きくなりますが、成長が止まると骨の大きさは変化しなくなります。このため、骨は成長が終わったら、カチンコチンのままジッとしているイメージかもしれませんが、そうではなく、**骨とは「動的」な存在**と冒頭でお伝えしました。

本書では、骨を鉄筋コンクリートの建物にたとえて説明していますが、新築ピカピカの鉄筋コンクリートも、築年数が10年、20年、50年と経過するうちに、鉄筋にサビが溜まっていき、コンクリートの壁にもひび割れが発生します。そのままでは倒壊してしまうので、業者さんに修繕してもらいますよね。マンションなら十数年に一度の修繕工事ですが、骨の場合はこれが日夜営まれているのです。

骨は、骨皮質《こつひしつ》という貝殻のように硬い表面部分と、海綿質《かいめんしつ》という内部のスポンジ状の部分の2層構造をしています。

その海綿質は年間40%、骨皮質は7%程度も新陳代謝が営まれ、修繕工事で入れ替わっ

骨の構造

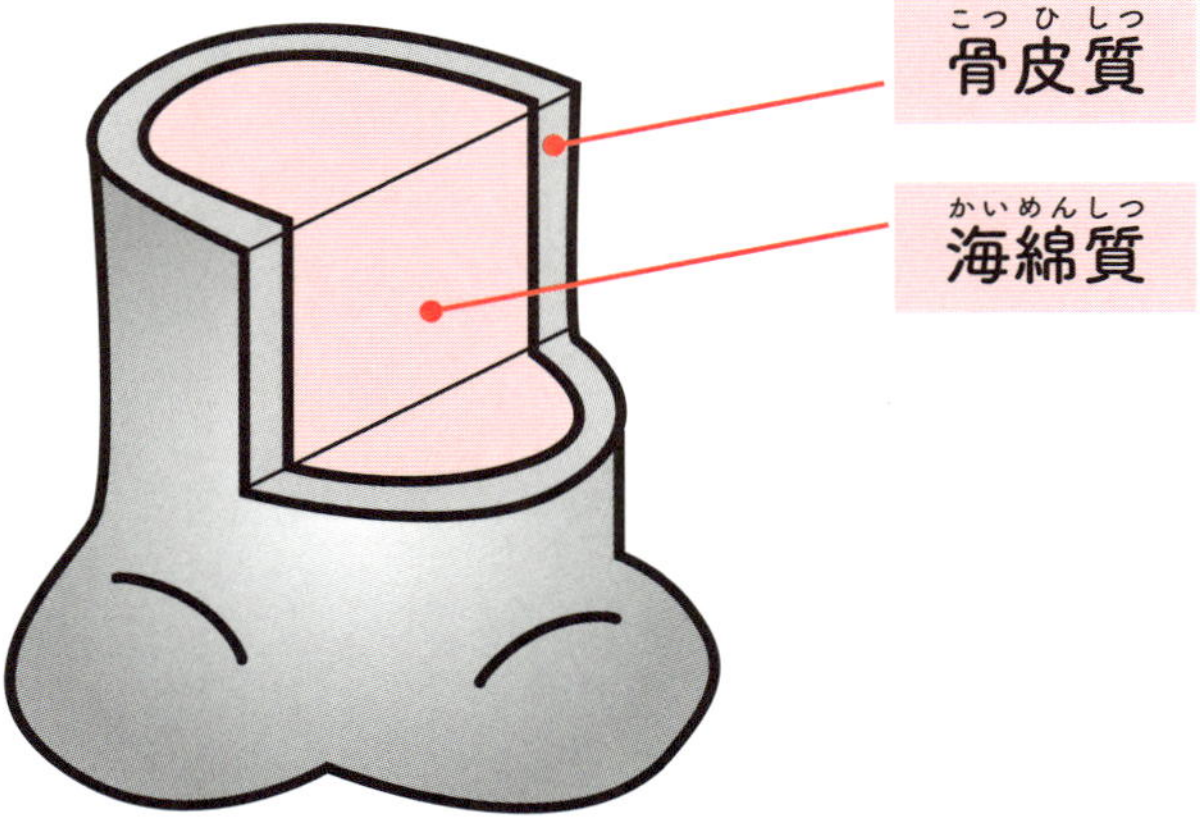

ています。

このように日々、古い骨が壊され、新しい骨が誕生することを**「骨代謝」**といいます。

骨代謝では、古くなった骨を壊して吸収（骨吸収）する「破骨細胞」と、新しい骨を形成（骨形成）する「骨芽細胞」が連携し、骨の老朽化を防いでいます。

骨代謝のバランスは、年齢とともに変化し、小児では、新しい骨の形成が骨の吸収を上回るため骨量が増加し、からだが成長していきます。一方、成人になると両者の活動がほぼ同じになるため、骨量も強度も一定に保たれるようになります。

ところが閉経後の女性や、男性も壮年期以降になると、骨吸収が骨形成を上回るようになります。骨密度が減少し、そもそも加齢にともなってコラーゲンが減少しているのと相まって、骨も弱く、もろくなってしまいます。骨折のリスクが俄然高まってくるわけです。

特に女性は、閉経による女性ホルモン（エストロゲン）の減少が急激に起こるため、骨密度が早い時期に低下してしまい、骨粗しょう症になりやすくなります。後の章で詳しく解説しますが、50歳以降の女性は、何も対策をしなかった場合、10人中4人が骨折するというデータがあります。

また、骨はカルシウムの貯蔵庫でもあり、血液中のカルシウムが足りなくなると、骨から取り出し、逆に血液中のカルシウムが多過ぎるときは骨に貯蔵する仕組みになっています。

どうして骨の新陳代謝は圧倒的に速いのか？

骨はからだの中で最も新陳代謝が旺盛です。年間7～40％というスピードは、血管や軟骨など他の組織に比べて圧倒的に速い速度です。

でも、どうして、そんなに骨の新陳代謝は速いのでしょう。

それは、動物が命を維持するためにつくられた、神の采配と言える気がします。

太古の昔、多くの動物は海から陸に上がって生活を始めました。海の中にいた時には、カルシウム、リンといったミネラルを海中で口から得て、からだの細胞に行き届かせることができました。しかし、陸に上がると、海の中にいた頃のようにミネラルを摂ることができません。

動物が運動したり、心臓、消化器などの臓器や器官を動かしたりするために直接働いているのは筋肉であり、その筋肉を動かすのはカルシウムです。筋肉をつくるよう指令を出すのもカルシウムです。

陸に上がってしまったことで、海の中で得ていたカルシウムなどのミネラルを得られなくなった動物たちに、神様は骨をつくってくれたのだと思います。

カルシウムの貯蔵庫である骨。神様は、その骨をつくったり壊したりといった新陳代謝を常に繰り返させることにしました。骨は破壊されることでカルシウムを体内に放出し、そのカルシウムがまた骨をつくるよう指令を出し、新たな骨ができあがります。

それが骨の新陳代謝であり、もしもこの活動が止まったら、骨からのカルシウム供給はストップし、あらゆる筋肉が動かなくなって、動物は死んでしまいます。そうならないよう、神様は骨の新陳代謝が絶えず旺盛に行われるようにしたのではないでしょうか。

人体の精緻さには、本当に圧倒される思いです。


本章では、骨粗しょう症が招く骨折ドミノと、骨の基本的な仕組みをお伝えしました。次の第2章では、骨粗しょう症のメカニズムについて、解説していきたいと思います。

ほとんどが、この10年くらいの間で私たちが新たに解き明かした知見です。骨粗しょう症の常識が、急ピッチでアップデートされていることに驚かれるかもしれません。

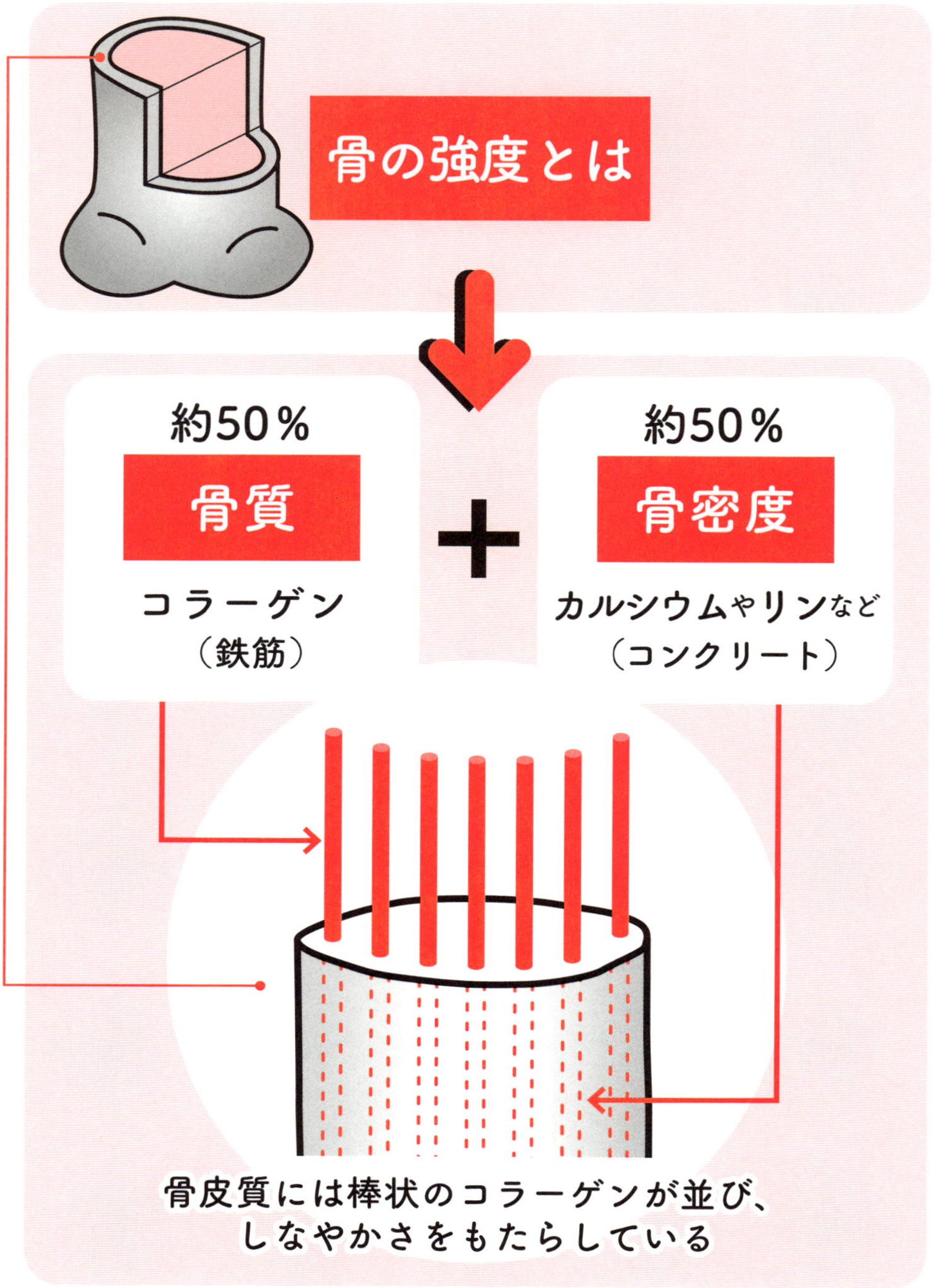
骨の強度とは
約50%
骨質
コラーゲン
（鉄筋）
約50%
骨密度
カルシウムやリンなど
（コンクリート）
骨皮質には棒状のコラーゲンが並び、
しなやかさをもたらしている

第2章

「骨密度」だけじゃない！
骨健康を左右する「骨質」とは？

骨の強度を左右する「骨質」

整形外科医は奇妙な事実に気付いていた

骨粗しょう症の患者さんの典型的なイメージといえば、「やせ型の高齢女性」でしょうか。追って解説しますが、たしかに、骨を強くするためには「生理的な荷重負荷（体重）」は軽いよりも重いほうが有利であることがわかっています。

簡単に言えば、体重は重いほうが骨にかかる負荷が大きくなり、それに耐えられるようにと骨も強くなる。ある意味、四六時中からだに重りをつけてトレーニングしているような状態の太っている人のほうが、骨は鍛えられて強くなるということです。負荷が小さいやせている人は骨が強くなりにくいと言えます。

さらに女性は高齢になると閉経を機に、骨を丈夫にしてくれる女性ホルモン（エストロゲン）の分泌が急激に減少するため、これまた骨粗しょう症に拍車がかかります。骨粗しょう症はやせ型の高齢女性に多い、というイメージは間違ってはいません。

しかし、私たち現場の整形外科医は、だいぶ以前から、奇妙な「事実」に気付いていました。それは、

◎太めで、見るからに骨密度が高そうな人でも、レントゲンを撮ると骨粗しょう症で骨折していることがある（特に糖尿病や腎臓疾患、高血圧などの生活習慣病の有病者に多い）

◎治療薬の投与で骨密度を高めても、半数ぐらいしか骨折を予防できない「50％の壁」がある

というものです。どうして、こんなことが起きていたか。それこそ、冒頭にお伝えした従来の骨粗しょう症の医療が、骨密度にしか着目していなかったからでした。

繰り返し述べたように、骨の強さとは、「骨密度」とイコールとは必ずしも言えません。骨粗しょう症に起因する骨折を予防するには、「骨の密度（＝量）」と「骨の質」の両方が不可欠なのです。

私はこの30年、この事実をあらゆる場面で訴えてきましたが、まだまだ一般的には「骨密度」の重要性ばかりが強調されていて、骨の強化法についても、必ずしも正しい理解が

広まっているとは言えない状況があります。

結果、２０２３年11月には、日本人の骨粗しょう症による骨折を原因とする実際の死亡者数は、公表されている数値の約19倍に上る可能性が示されました。骨粗しょう症に対する正しい理解が社会に認知されていれば、ここまでの乖離《かいり》は起きず、死亡者数も抑制できたのではと思います。

骨粗しょう症の正しい常識を、日本社会に広めていかなくてはならないと強く感じています。

※参考：日本人骨粗鬆症性骨折の死亡は公表値の19倍─運動器─健康・公衆衛生─臨床医学─高齢者─医療ニュース─Medical Tribune（medical-tribune.co.jp）

骨は人体という建造物の「鉄筋コンクリート」

鉄筋コンクリートの建物で言えば、コンクリートに相当するのがカルシウムなどのミネラルで、鉄筋はコラーゲンという繊維状のタンパク質。骨密度を示すのがコンクリートにあたるカルシウムで、骨質を左右するのが鉄筋にあたるコラーゲンと、お伝えしてきました。

コンクリートが十分な強度を保つには、水とセメントの比率が基準通りでなくてはなりませんよね。水の割合を不当に増やした〝水増しコンクリート〟の建物は、いつ壊れても不思議はなく、怖くて誰も住めません。同様に骨もミネラルの濃度が薄い、低骨密度状態では、もろく、骨折しやすくなります。骨密度が重要であることは間違いありません。

ただ、鉄筋に相当するコラーゲンも、非常に重要な存在です。

というのもコラーゲンは重量的には骨の約20％程度しかありませんが、体積では50％も占めています。つまり、カルシウムとコラーゲンは半々の体積で骨を形成しているため、コラーゲンは、強度に大きく影響しているのです。

しかもこのコラーゲンは、建物の鉄筋同様、さびることがわかっています。通常は、加齢とともに骨質の劣化が進み、徐々にさびて、強度も低下します。こういった生理的なサビであれば、ある意味しかたないとも言えます。

問題は、骨密度が高いにもかかわらず骨折する患者さんの骨質です。皆さん、コラーゲンが過度にさびているのです。この事実を私たち慈恵医大のグループは突きとめ、コラーゲンの質の善し悪しが、骨質を決めるきわめて重要な因子であることを、世界で初めて明らかにしました。

骨質を低下させる「サビ」の正体とは

頑強な鉄筋コンクリートの建物も、長い歳月の間には老朽化し、長持ちさせるための修繕工事が必要になります。この修繕工事、すなわち「骨代謝」が、骨の場合は日々行われていると第1章末でお伝えしました。年間で7〜40％が生まれ変わり、その都度、コラーゲンもカルシウムもフレッシュな素材に置き換わります。

しかし、鉄筋であるコラーゲンは時間の経過とともに「サビ」が溜まり、もろくなってしまいます。

「鉄筋のサビ」は、骨質を理解する上で大切なポイントです。**コラーゲンそのものはフレッシュな素材に置き換わりますが、この章でご説明する、コラーゲン同士をつなぐ「架橋」の部分に、サビが生まれてしまうのです。**

同じ築年数でも、潮風にさらされる海沿いの建物は、潮風のあたらない山沿いに建てられた建物に比べてひどくさびます。これは「塩害」といわれますが、サビだらけの鉄筋からなる建物は当然、耐震強度は低下します。

これは骨でも同じことが言えます。骨にとっての「塩害」は、からだの中で活性酸素の増大に起因する酸化ストレスの増大です。

酸化ストレスが増すことによって、コラーゲンの架橋部分に鉄筋のサビに相当する物質がどんどん蓄積してしまい、たとえ骨密度（カルシウム）が十分であっても、骨折してしまうのです。

コラーゲンのサビの正体、それは終末糖化産物（AGEs）というものです。

AGEsは、コラーゲンなどタンパク質の糖化反応（メイラード反応）によってつくられる生成物の総称で、からだのさまざまな老化に関与する物質として知られています。

AGEsが体内に溜まると、からだのサビを防ぐ抗酸化機能も低下します。活性酸素が増えて、からだのいたるところで炎症が起こり、さらにAGEsが増加し老化が進行するという、負のスパイラルに陥ってしまうのです。

骨の質を決める「善玉架橋」と「悪玉架橋」

骨の中のコラーゲン繊維はコラーゲン分子が束になってできていて、隣り合った分子同士は「架橋」によって強く結びつけられているとお伝えしました。

建造物にたとえるなら、架橋とは梁にあたります。鉄筋であるコラーゲン分子同士を、梁でがっしりとつないでいるようなイメージです。

それら架橋には、秩序正しく分子をつなぎとめ、適度な弾力を保ちながら骨をしなやかに強くしてくれる「善玉架橋®」と、無秩序に分子をつなぎ、骨を過剰に硬くして陶器のようにもろくしてしまうタイプ「悪玉架橋®」とがあります。

人体において「善玉」「悪玉」というと、すぐに思い出すのは「善玉コレステロール」と「悪玉コレステロール」でしょうか。悪玉コレステロールは、余分なコレステロールを血管の壁に沈着させ、動脈硬化を起こしますが、善玉コレステロールは逆にその血管内に溜まったコレステロールを肝臓へ戻すように働きますよね。

架橋の善悪も似たような感じで、骨にとってよい働きをしてくれる架橋を「善玉架橋」、悪さをする架橋を「悪玉架橋」と呼びましょうと決め、言葉を正しく使ってほしいので商標登録もしました。善玉架橋がどんどんつくられて、悪玉架橋は少ないというのが健康的な状態で、逆に、悪玉架橋優勢だと、骨質劣化まっしぐらということになります。

善玉架橋は正常な生理作用による架橋で、骨をつくり出す骨芽細胞から分泌される酵素の働きによってつくられます。善玉架橋は赤ちゃんが成長するにつれて増えますが、やがて増加は止まり、中高年の頃から徐々に減少していきます。

一方の悪玉架橋の本体は、一般に「終末糖化産物（AGEs）」と総称される悪玉物質で、名前からもわかるように、酸化ストレスや血糖値の高い状態が続くことで生じてきます。

「糖化」とは、からだの中でタンパク質と余分な糖分が結びついて、タンパク質が変性、劣化し、AGEsをつくり出してしまう反応のことを指します。テレビや雑誌では糖化のことを、わかりやすさを追求して「からだが焦げる」と表現しているのを聞いたことがあるでしょう。

糖化と並んで、老化を促す反応に「酸化」があります。いわゆる「からだがさびる」ことですね。こちらは紫外線の浴び過ぎや過度のストレスによって過剰な酸化物が発生し、からだが酸化反応を起こすことを指します。

善玉架橋悪玉架橋とは!?

善玉《ぜんだま》架《か》橋《きょう》

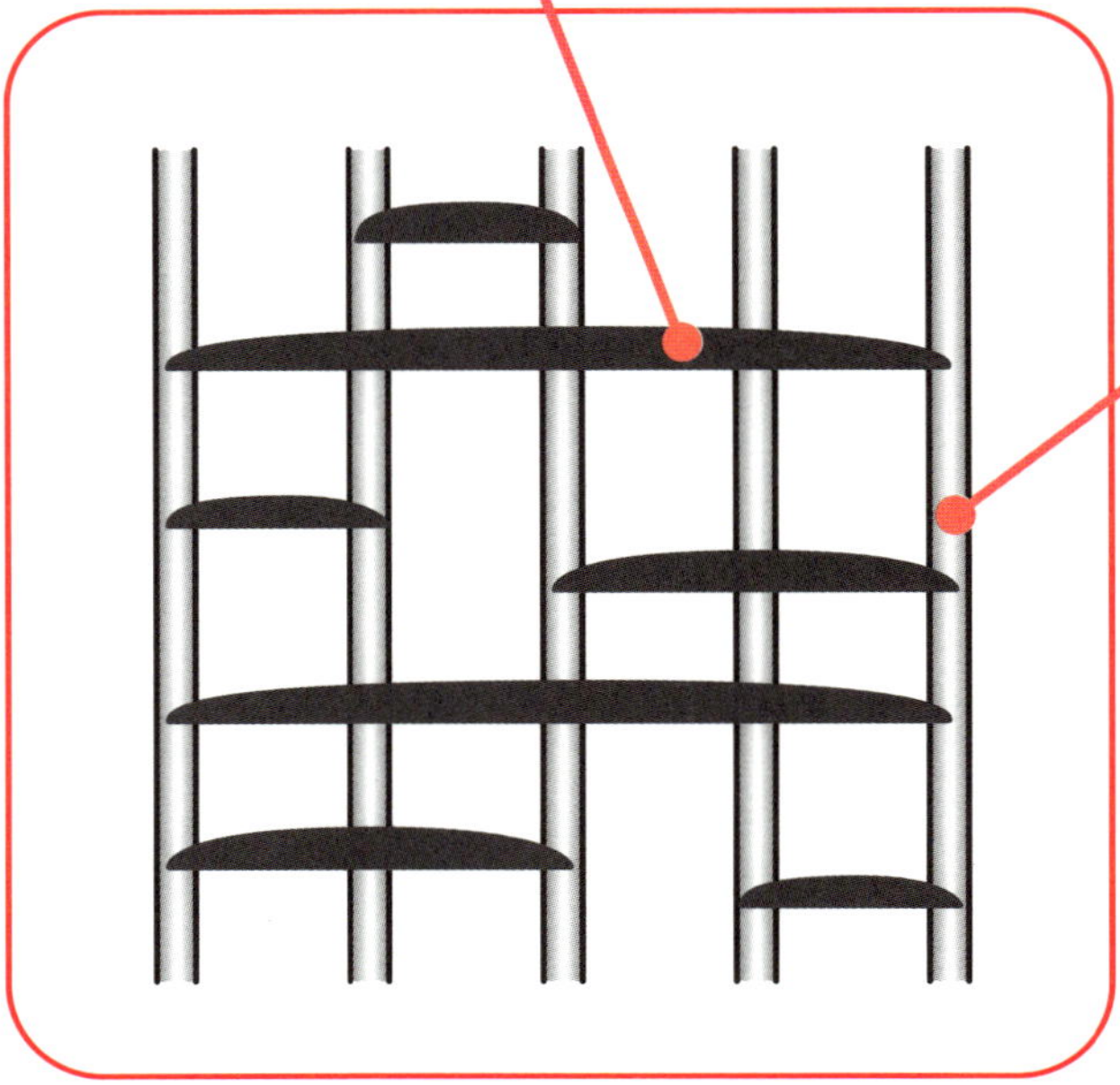

骨強度：しなやかで粘り強い

成熟

骨質を左右する、コラーゲンの

悪玉架橋《あくだまかきょう》

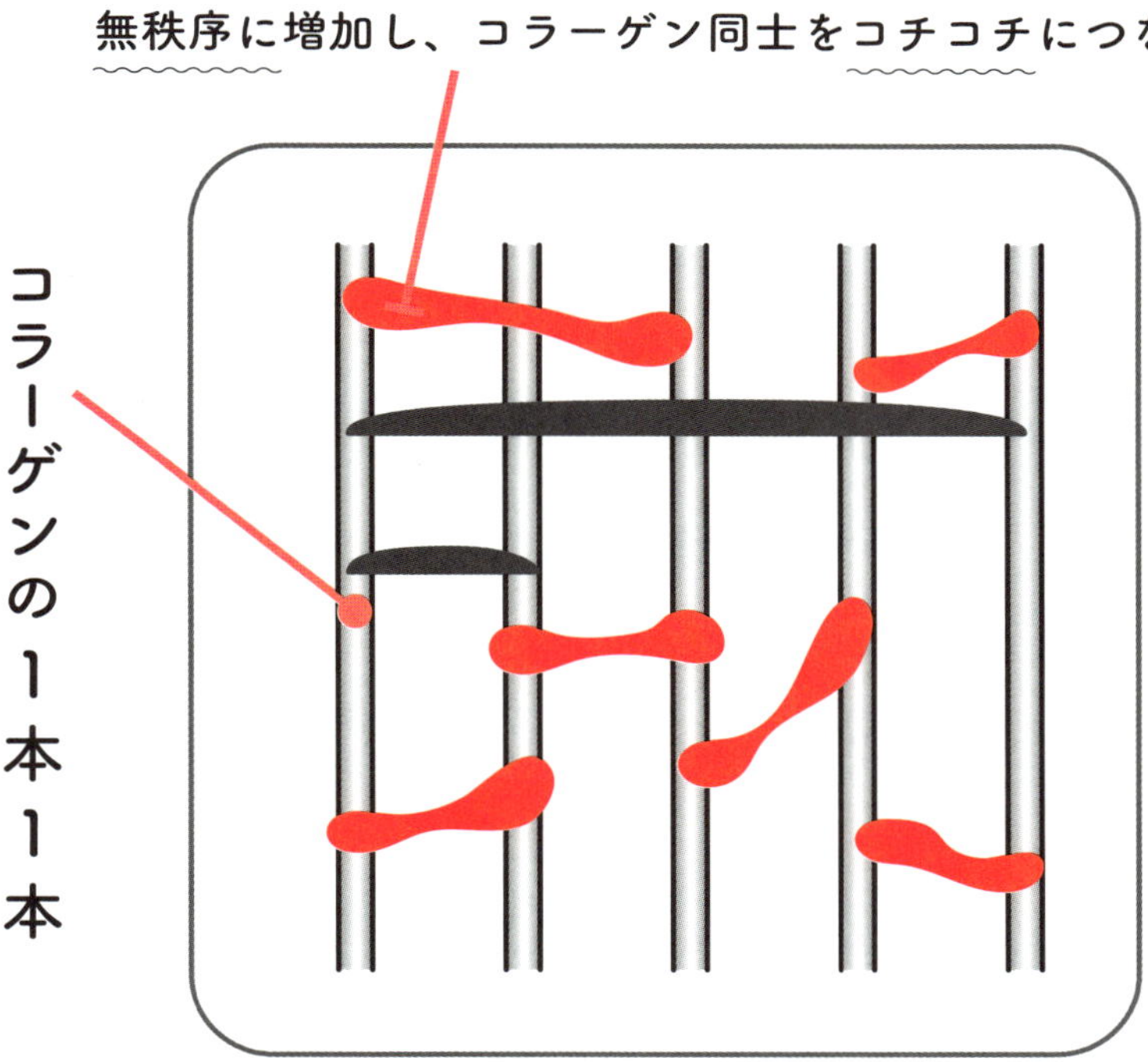

無秩序に増加し、コラーゲン同士をコチコチにつなげる
コラーゲンの1本1本

骨強度：パキンと折れもろい。チョークのよう。

老化

悪玉架橋の本体をなす悪玉物質の代表選手は「ペントシジン」というAGEsです。血中のペントシジンの量によって、コラーゲンのサビつきを測ることができます。

なるべく専門的な用語を使わずにご説明したつもりですが、大事な点は以下の4つです。

①骨の強さは骨密度だけでなく、骨質も大事である

②健康的な骨とは、秩序正しく分子をつなぎとめ、適度な弾力を保ちながら骨を強くする「善玉架橋」が多く、無秩序に分子をつなぎ、骨を過剰に硬くして陶器のようにもろくしてしまう「悪玉架橋」が少ない骨である

③悪玉架橋は、からだの過度な「糖化」「酸化」によってつくられる

④代表的なAGEsは「ペントシジン」という物質である

骨質はこうして「劣化」する

生活習慣病なら骨粗しょう症も疑うべし

骨粗しょう症と他の病気との関連について、近年の研究からわかってきたのは、

①骨粗しょう症の患者さんは動脈硬化を合併しやすい

②生活習慣病（動脈硬化、高血圧、糖尿病、腎機能障害［ＣＫＤ］、慢性肺疾患［ＣＯＰＤ］）の患者さんは、骨折する危険性が高い

という２点です。

動脈硬化、高血圧、糖尿病、腎機能障害［ＣＫＤ］、慢性肺疾患［ＣＯＰＤ］、つまり生活習慣病の患者さんたちを調べてみると、抱えている持病の他に病気がなくても、善玉架橋は少なく、悪玉架橋は過多で、同じ年齢の健康な人に比べて骨のコラーゲンが老化している状態でした。骨折リスクが高い状態と言えます。

ではなぜ、生活習慣病を抱える人たちは善玉架橋が減り、悪玉架橋が増えてしまうので

しょう。

具体的な要因を追求していった結果、見えてきたのは「糖化ストレス」と「酸化ストレス」という2つの条件でした。

糖化とは、AGEsを発生させる原因です。骨質を劣化させることはご説明しましたね。糖尿病による「糖化」はわかりやすいですが、他の生活習慣病も同じく、糖化と酸化がセットで起こっています。

酸化ストレスに関係している1つの要因は**「ホモシステイン」**という物質です。ホモシステインは、食物のタンパク質に含まれるメチオニンという物質の代謝によってできる物質で、ホモシステインの血中濃度が高いと、動脈硬化や心血管の発作などを起こしやすくなることが知られています。

そして、このホモシステインは、骨粗しょう症の目安になることがわかっています。

どういうことかというと、「血中ホモシステインの濃度が高い」「ホモシステインの代謝に必要なビタミンB_6やB_{12}、葉酸が不足している」等がみられる人は、酸化ストレスによってコラーゲンの架橋に異常が起きていることがわかったのです。

想像してみてください。私たちのからだの中は、血管も骨も臓器もすべて、からだという1つの浴槽に浸かっています。そんな環境で、人体が酸化ストレスにさらされた場合、血管だけ、あるいは骨だけがさびるということはあり得ません。

骨が悪い人は血管も悪いし、血管の動脈硬化が起きている人は骨質も悪い、コラーゲンも劣化するということです。これを全身の「骨血管連関」といいます。

つまり、骨粗しょう症は万病とつながっており、骨の健康は、心とからだ、全体の健康と関係しているのです。**ですから、骨粗しょう症の治療は、骨密度だけで判断して始めるのではなく、生活習慣病を患っていて骨質劣化を持っていそうな人みんなを対象に考えてほしい**と私たちは推奨しています。

骨折リスクに関連する生活習慣病（『生活習慣病骨折リスクに関する診療ガイド』より）

- **糖尿病**
- **慢性腎臓病（ＣＫＤ）**
- **慢性閉塞性肺疾患（ＣＯＰＤ）**
- **肥満症、メタボリックシンドローム**

- 脂質異常症、高血圧症、動脈硬化症
- 睡眠障害（不眠症、OSAS）
- サルコペニア・フレイル、認知症

性ホルモンの低下で骨がスカスカになる

骨粗しょう症の一番の原因は性ホルモンの減少――第1章でそう述べました。

骨は新陳代謝が非常に活発で、年間に7～40％も入れ替わります。常に、全身のどこかで老朽化した骨の修繕工事が行われているわけです。

骨が老朽化してくると、構築専門の「骨芽細胞」がRANKL《ランクル》というタンパク質でシグナルを発し、解体業者ならぬ壊し屋の「破骨細胞」を招集します。「壊し屋さん、出番ですよ」というわけです。すると破骨細胞が現場へ急行し、老朽化して傷んだ部分を壊して取り込み（吸収し）、その跡を骨芽細胞が新しい骨で修繕します。それが骨の新陳代謝です。

ところが性ホルモンが減少すると、このバランスが崩れます。RANKLが分泌され過ぎて破骨細胞が暴走し、過剰に骨を破壊するため、骨芽細胞の修繕作業が追いつきません。

つまり、**骨の吸収が骨の生成を上回り、骨の中がスカスカになってもろくなる。**これが性ホルモンの減少にともなって起きる骨粗しょう症のメカニズムです。

骨粗しょう症の患者さんは女性が全体の80%を占めていることから、性ホルモン減少の影響が心配されるのは女性だけと思われがちです。でも、先にもお伝えしたように実は男女を問いません。

男性の場合も50代以降になると年に1%ずつ、性ホルモンであるアンドロゲンが緩やかに減り、閉経によってエストロゲンが減少する女性と同様に破骨細胞が活発になることがわかってきました。男性にも更年期障害があり、骨粗しょう症も起こるのです。

しかも、性ホルモンの減少は誰しも避けられないことですから、加齢とともに骨折リスクが高まるのは人間にとって宿命であると言えます。

また婦人病や乳がん、前立腺がんでホルモン療法や抗がん剤治療を行っている場合は、薬によって性ホルモンを抑制するため、骨のカルシウムが2倍のスピードで減少していくなど、骨へのダメージは一層大きくなります。

若くても運動していても骨粗しょう症のリスクはある

女性の場合、骨粗しょう症のリスクは、10代の頃から存在します。それも、しっかり運動して、からだを鍛えているアスリートに骨粗しょう症が多いことが昨今、問題になっています。

運動は骨密度を高めるはずなのになぜと、不思議に思う方は多いのではないでしょうか。問題は、練習のし過ぎと、それに見合うエネルギーが摂れていないことにあります。加えて、体重階級制のある競技や芸術性が求められるフィギュアスケートや体操、アーティスティックスイミングのような競技も、過度のウエイトコントロールが要求され、健康に影響がおよびます。

かつては、「女性アスリートはトレーニングのし過ぎで無月経になって一人前」などと言われた時代もありましたが、とんでもない話です。

10代でも無月経や生理不順をきたしている場合は、エストロゲンがうまく分泌されていない状態ですから、結局、閉経前後の更年期と同じことが骨の中でも起きてしまいます。

心配なのは女性アスリートだけではありません。

精神的なストレスや過度のダイエットによっても月経サイクルは乱れて、骨粗しょう症や疲労骨折のリスクが高まります。

「3つの骨粗しょう症」と「骨の病気」

骨粗しょう症には「3つのタイプ」がある

骨粗しょう症は、骨密度と骨質の善し悪しで、3つのタイプに分類できます。私たちはこのことを、閉経後の女性患者さん502名を対象に行った研究で明らかにしました。

3つのタイプは次のようなものです。

Ⅰ、「骨質劣化型」……骨密度が高く骨質が悪い

Ⅱ、「低骨密度型」……骨密度が低く骨質がよい

Ⅲ、「低骨密度＋骨質劣化型」……骨密度・骨質ともに低い

「骨密度が高く骨質のよい人」に比べて、Ⅰのタイプでは1・5倍、Ⅱでは3・6倍、Ⅲのタイプは7・2倍も骨折の危険性が高くなることがわかっています。

それぞれの比率は3：5：2。骨密度は高いのに骨質が悪い「骨質劣化型」が、意外と多いことにお気付きでしょうか。

これは、我々日本人が、遺伝的に酸化ストレスが高くてホモシステイン濃度が高くなる人種であることも一因です。私たちは体質的に骨質が劣化しやすい、と意識することが大切です。

そこで厄介なのが、一般的な骨粗しょう症検査では骨密度しか測らないため、骨質の劣化がスルーされてしまいがちなことです。

これまで述べてきたように、生活習慣病があったり、性ホルモンの減少がみられたりした場合、骨質の大切さがわかっている医師なら、たとえ骨密度が高かったとしても骨粗しょう症を疑い、治療をすすめます。

ですが、骨質の重要性はなかなか社会には広まっていない現状があります。そもそも骨粗しょう症検査の検診率はわずか5％。隠れ骨粗しょう症患者の割合は、約1600万人もいる想定患者のうち8割もいるとされているのです。

「単なる老化」と軽く考えている人も多いようですが、骨粗しょう症はADL（日常生活動作）の低下のみならず死亡のリスクも高める怖い病気です。一方で、きちんと専門医に診てもらい、食事、運動、薬によるケアを行えば、骨の強度はみるみる回復し、骨折を防止できます。

ですから、本書を読んで「もしや」と思ったならば、専門外来で検査を受けて、予防・診断・治療に進んでください。

最も注意したい「低骨密度＋骨質劣化型」骨粗しょう症

3タイプのうち、最も注意が必要なのは、Ⅲの骨密度・骨質ともに低い「低骨密度＋骨質劣化型」です。この人たちは**骨折のリスクが健常な人たちに比べて7・2倍**に跳ね上がります。

7・2倍とは大変な数字で、治療しなければ、将来高い確率で骨折を避けられません。その上、背骨の「いつのまにか骨折」が重症化する確率も高く、かつ大腿骨近位部骨折のリスクも高いことも、私たちの研究で明らかになっています。

ある病気の発症を引き起こすリスク要因を「リスクファクター」と呼びますが、このリスクファクターは2つ重なると、×《かける》2、ではなく、相乗的にリスクを上昇させます。

たとえば心筋梗塞や脳梗塞は、糖尿病があって腎機能も悪いとなると、その罹患リスクはダブルパンチでアップします。

糖尿病だけであれば心筋梗塞のリスクは病気がない人の2倍ですが、そこに腎機能の低下が加わると、どちらか一方だけでも心筋梗塞を起こすので、相乗的に危険が増します。だから、タバコを吸っていて、糖尿病はないけれども腎臓が悪いという人は、リスクファクターが2つになります。

こういった場合は、医師としては、腎機能低下は止められないため「タバコをやめましょう」と指導することになります。合計のリスク値を下げるためです。

幸いにも、骨粗しょう症では、「低骨密度＋骨質劣化型」の人については、骨密度も骨質も両方とも治療で簡単にリスクを下げることができます。治療できることを知り、治療を受けてほしいと思っています。

「難治性の原発性骨粗しょう症」と「続発性骨粗しょう症」

骨粗しょう症の中でも、私の大学の専門外来で診ているのは「難治性」の骨粗しょう症です。

「難治性」とは、骨粗しょう症治療を継続的に1年以上行っても、新たに背骨や大腿骨の骨折を起こしてしまった患者さんです。「難治性原発性骨粗しょう症」「続発性骨粗しょう症」「骨軟化症」「骨パジェット病」などの専門性の高い疾患が対象となります。

〈難治性の原発性骨粗しょう症〉

原発性骨粗しょう症は一般的な骨粗しょう症のことで、女性ホルモンの減少にともなって起きる閉経後骨粗しょう症や日々の生活習慣（食生活、運動不足、喫煙や多量の飲酒等）によって発症する骨粗しょう症も原発性骨粗しょう症に含まれ、そのうち特に重症なものを「難治性」と呼んでいます。

〈続発性骨粗しょう症〉

続発性骨粗しょう症は、特定の病気や薬が原因で起こるものをいいます。

なかでも**「ステロイド性骨粗しょう症」**は患者数が多く、若い層や男性にも発症することから社会的影響が大きいため、日本骨代謝学会は「ステロイド性骨粗鬆症の管理と治療ガイドライン：２０１４年改訂版」を出して（検索すると無料で読めます）、医療現場への注意を呼び掛けています。

読者の皆さんも「ステロイド」はご存じですね。ステロイドは、強力な抗炎症、抗免疫作用を持ち、関節リウマチ、膠原病《こうげんびょう》、血液疾患、呼吸器疾患、腎疾患、消化器疾患、皮膚疾患を含め、多くの治療に使用されています。しかし一方で、次のような多彩な副作用が知られており、特に骨粗しょう症は副作用の４分の１を占めています。

- **感染症**
- **離脱症候群（薬の服薬を急にやめるなどで起こる症状。めまい・頭痛・吐き気・だるさ・しびれ・耳鳴り・イライラ・不安・不眠・ソワソワ感などの症状がみられる）**
- **精神障害**
- **糖尿病**

● 満月よう顔ぼう（ムーンフェイス：満月のように丸く、ふっくらとした顔になる）
● 消化性潰瘍
★骨粗しょう症
● 緑内障・白内障
● 高血圧 など

私たちのチームの研究によって、**ステロイドはからだのサビであるAGEsをまったく増やさないため、悪玉架橋をできなくするものの、骨の強度を高める善玉架橋もまったくできないようにしてしまう**ことがわかっています。

骨の強度が低下し、骨の中のコラーゲンが赤ちゃんのようになってしまうため、ステロイド性骨粗しょう症の人を手術すると皮膚も腱もふにゃふにゃで、骨もはさみで切れるほど軟らかくなっています。診療では、この骨質の異常を見逃さないようにするのが重要です。

筋力低下や痛み・骨折を引き起こす「骨軟化症」

〈骨軟化症〉

正常な強い骨が形成されるためには、骨基質の石灰化（リン酸カルシウムや炭酸カルシウムなどが沈着すること）が必要です。**骨軟化症は骨や軟骨の石灰化が障害されることにより「類骨」の割合が増えることで起こる病気です。**

類骨とは、未熟で弱い（軟らかい）未石灰化部分のことで、類骨の割合が増えると、偽骨折（日常生活で起こるなかなか治らない骨折）による骨の痛みや骨折、筋力低下など、さまざまな症状が生じます。

同様に骨や軟骨の石灰化障害がきっかけとなる小児の病気に「くる病」があります。成長期に発症するものは「くる病」、それ以降に発症するものは「骨軟化症」と呼ばれます。

〈骨パジェット病〉

骨代謝の異常により、骨の一部または左右非対称に複数箇所の骨が変形したり、もろくなったりする病気です。

通常、骨の強度は骨吸収と骨形成のバランスが保たれることで維持されますが、骨パジェット病では病変部分の骨代謝のバランスが崩れ、骨がもろく弱くなります。そのため、ささいな衝撃でも骨折しやすくなったり、骨の変形にともなって、頭痛や噛み合わせの異常、聴力障害、視力障害、変形性関節症、脊柱管狭窄症《せきちゅうかんきょうさくしょう》など、全身にさまざまな症状が引き起こされたりします。

これらの患者さんに対して、私たちの外来では、十分な検査を行った上で、月に1回の静脈注射、半年に1回の皮下注射、骨形成促進剤（連日、または週1回皮下注射）など、患者さん一人ひとりにとって最適なテーラーメイド治療を行っています。

骨に欠かせない栄養「ビタミンD」

日本人の98％もが「ビタミンD不足」だった！

2023年、私たち慈恵医大チームは日本人の健康にとって重大な報告をしました。それは、**98％の日本人が「ビタミンD不足」に該当するということ。**

これは、私たちが日本で初めて明らかにしたことで、直近の医学書（『イヤーノート』）には「（ビタミンDは）通常の食事摂取で欠乏症、過剰症が生じることはない」とありましたが、それは現代においては正しい解釈とは言えないことがわかりました。

ただ、これは仕方がないことでした。というのも、従来は血中のビタミンDを正確に測る手段がなかったからです。

そこで私たちは島津製作所と共同で開発した液体クロマトグラフィー・新質量分析法（LC-MS／MS）システムを使用して、東京慈恵会医科大学附属病院新橋健診センターで健康診断を受けた5518人を対象に調査してみました。すると、これまでの常識を覆す、驚きの結果が出たというわけです（これについては第3章で詳述します）。

ちなみにこのシステムでは、ビタミンD同様、今まで測定できなかったビタミンKの測定も可能になりました。ビタミンKもまた、骨の強度にとってなくてはならないビタミンであることがわかっています。

※『イヤーノート』（2023）より
『イヤーノート』は医師国家試験に臨む学生の90％が所有している、医学生の参考書。毎年改定され、最新の医学情報が反映されている。

ビタミンD不足では摂取したカルシウムが吸収されない

さて私たちがビタミンDについて調べたのは、骨の強度にとって欠くべからざる重要な役割を果たす成分だからです。

ビタミンDには、カルシウムを腸から吸収させて、骨を形成させる働きがあります。ビタミンDが足りなければ、いくらカルシウムを摂取しても吸収されず、大便として排泄されるだけとなってしまいます。

骨を強くしたいなら、まずはビタミンDを摂って、プラス骨の代謝に必要なカルシウム等を摂らなければ効果がないのです。

さらに調査では、**若者ほど、ビタミンD不足の割合が高い**こともわかりました。

若者の場合、ビタミンDが少ないと、骨粗しょう症というよりも、疲労骨折を起こしやすく、骨折が治りにくいといった悪循環が起こる可能性があります。

マラソン選手が時折、試合中に疲労骨折で棄権したりしますよね。あれはビタミンD不足が影響しています。

また、ビタミンDが決定的に足りない「欠乏症」になると起きてくるのが、先に説明した子どもでは「くる病」、大人では「骨軟化症」です。これは、骨を形成する過程で石灰化がうまくいかず、弱い骨がつくられてしまう病気です。

日本人の98％がビタミンD不足である理由は、食生活の変化があげられます。

現代社会では特に、キノコなど植物由来のビタミンDが摂取されなくなったせいではと推察されます。

ビタミンDは、骨粗しょう症だけでなく感染症や心血管疾患や神経筋疾患、自己免疫疾患発症にも関連すると言われていて、新型コロナウイルス感染症の重症化因子としても注目される重要な栄養素です。

人生100年時代と言われる現代。骨も100年健康を保つために、骨粗しょう症・骨折の予防につながるビタミンDやKの摂取はますます重要となっています。

その点は、次章で、骨を若返らせて強くする「運動」と「栄養」としてお話しします。

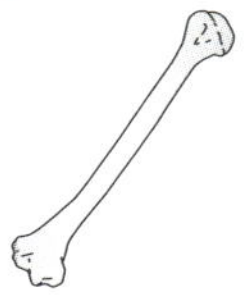

1

骨の強さは骨密度だけでなく、骨質も大切

2

健康的な骨は「善玉架橋」が多く、
「悪玉架橋」が少ない

3

悪玉架橋は、
からだの過度な「糖化」「酸化」による

4

代表的な AGEs は「ペントシジン」という物質

5

日本人は総ビタミン D 不足。
カルシウムと一緒にビタミン D を

6

骨粗しょう症には 3 つのタイプがある

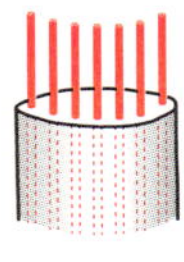

第3章

骨粗しょう症を予防する「運動」と「栄養」

健康長寿の屋台骨「背骨」を守ろう

日本人は白人よりも〝背骨が弱い〟という事実

骨がもろくなり、骨折しやすくなる病気が骨粗しょう症ですが、なかでも日本人が特に、骨折しやすいのは「背骨」です。

かつて、私の研究チームは、日本人の背骨、骨盤、手足の骨、それぞれのコラーゲン分析をしたことがありました。結果は、白人（スウェーデン人）に比べて、日本人の骨には、骨をもろくさせる悪玉架橋が多く、逆に、強くする善玉架橋は少ないことがわかりました。この傾向は、手足の骨よりも「背骨」で強くみられたのです。

要するに、日本人の背骨は、コラーゲンの質が悪い（＝骨質が悪い）のです。

原因は、生活習慣等ももちろんありますが、大きいのは遺伝的要因です。

日本人は、動脈硬化を引き起こす血中のホモシステイン濃度が異常に高くなる「高ホモシステイン血症」という病気の発症頻度が、白人と比べて2倍もあります。そして日本人

の5人に1人は、遺伝的に、このホモシステインを解毒する能力が低いのです。

ホモシステイン濃度が高いと、動脈も硬化しますが、骨のコラーゲンもさび、骨折しやすくなります。

だから、日本人は白人と比べて、背骨がさびやすく、背骨の骨折も多いのではないかと私たちは考えました。

一方で、白人は日本人に比べて、足の付け根の「大腿骨近位部」の骨折が多いことがわかっています。これはからだのバランス的に、体重がかかってしなる部分の骨が長いため、かかる力が同じでも折れやすくなるのではないかと言われています。

「いつのまにか骨折」してはいけない！ からだの中枢神経にかかわる「背骨」

骨粗しょう症では、自分で気が付かない間に背骨が骨折してしまう「いつのまにか骨折」が大きな問題になっていて、テレビ等のコマーシャルでも注意を喚起してきました。

背骨はご存じのようにからだの中心にあります。ただし、背骨は1本の骨ではなく、「椎骨《ついこつ》」と呼ばれるブロック状の骨が24個、積み重なってできています。

これらは、頭のほうから順番に、「頚椎」「胸椎」「腰椎」と呼ばれ、一番下の大きな骨は「仙骨」です。仙骨の最下端には、退化した尻尾の名残である尾骨（尾てい骨）がついています。

私たち人間が、いろいろな動きをできるのは、これら椎骨の一つひとつが連動し、運動機能を担っているからです。また、背骨の中はトンネルのような構造になっていて、頭蓋骨の中の脳から続く脊髄《せきずい》という神経の束が通っています。

この脊髄は、手足の動きを細かく調整するなど複雑な働きをする神経の塊で、脳と同じく中枢神経《ちゅうすうしんけい》と呼ばれています。

つまり背骨は、「からだを支える（支持）」「からだを動かす（運動）」、そして「神経の保護」という、生きていく上で不可欠な3つの大切な役割を担っているきわめて大切な場所。

健康で長生きするために、「いつのまにか骨折」は、本来、してはいけない骨折なのです。

どうか読者の皆さんには特に、背骨を守る運動を心がけていただきたいと思い、この章では普段から簡単に取り組んでいただける運動をご紹介します。

また、栄養の摂り方についても、最新の知見から、皆さんの暮らしにお役立ていただけることをお伝えしたいと思っています。

まずは「背骨」を守ることから始めよう

自分では気付かずに背骨が折れてしまう「いつのまにか骨折」は、医学的には「圧迫骨折」といいます。背骨がつぶれるように折れるのが特徴です。

圧迫骨折を起こす状況は2種類あり、背骨の「いつのまにか骨折」は、(2)のタイプです。

(1) 転んで尻餅をついたり、急に重い物を持ち上げたりして背骨に衝撃がかかったことで起こる骨折です。比較的若い層でも起こります。急激に強い痛みが生じます。骨や筋肉に異常がない「ぎっくり腰」と間違われることがあるので注意しましょう。

(2) 骨粗しょう症で骨の強度が落ち、もろくなっている骨に自分の体重などがかかり、

じわじわと骨がつぶれていく骨折です。高齢者に多く、特に衝撃もなく痛みをともなわない場合が多いです。

植木鉢や米袋などの重い物を持って急に腰や背中が痛くなった場合、高齢の方はまず骨折を疑いましょう。畑仕事や庭いじりなどの作業を長時間行っても生じることがあります。

さらに、まったく心当たりがなくても、急に痛くなって病院を受診したところ、実は骨折していたという原因不明の圧迫骨折は、約半数にも及びます。

残念ながら、転ばないように注意するだけでは、背骨の骨折は防ぎきれません。本章でご紹介している体操、そして栄養状態の改善に加えて、定期的な骨粗しょう症検査は、特に閉経後の女性の方は必須です。もちろん男女ともに、医療機関での早めの骨粗しょう症検査を検討していただきたいと思っています。

ただ、困ったことに、せっかく医療機関を受診しても、ケガをした直後の圧迫骨折はつぶれるなどの変形が少ないケースが多く、レントゲン検査では「骨折なし」と診断されてしまうことがあるようです。正確に診断するならＭＲＩ検査がよいのですが、どこでも受けられるわけではありません。

ですから、レントゲンを撮ったけれど「骨折がない」「様子を見ましょう」と言われて2週間くらいしてもまだ痛みがあるときは、再度レントゲン検査を受けてください。あるいはMRIのある病院を受診してみましょう。

背骨の骨折があれば、手術をすることもありますが、手術しない場合ではコルセットをして安静を保ち、痛みが軽くなる頃から、起きている時間を少しずつ増やしたり、歩いたりといったリハビリを開始します。治療は自宅でも可能ですが、痛みが強くて食事やトイレなど日常生活が困難だったり、安静に過ごすのが難しい場合は、入院での治療が必要になります。

痛みが軽減し、動けるようになる目安は1カ月程度と言われていますが、2カ月間くらいは無理をしないよう過ごします。3カ月しても強い痛みが続くようなら、薬の変更や追加、場合によっては手術を検討します。

骨粗しょう症では、「いつのまにか骨折」がきっかけとなって、「ドミノ骨折」と呼ばれる骨折の連鎖反応が起きることが知られています。そこで、背骨の骨折が治った後は必ず次の骨折を予防するための治療を開始し、継続することが大切です。まずは背骨を骨折から守りましょう。

なお、骨粗しょう症が原因で、比較的わずかな衝撃でも起こり得る骨折を、骨脆弱性《ぜいじゃく》骨折といいます。

この骨折が起こりやすい部位は、背骨の他には、足の付け根（大腿骨近位部）、腕の付け根（上腕骨近位部）、手首（橈骨《とうこつ》遠位端骨折）の3カ所です。

背骨だけでなく、こうした手足の骨折予防には、まずは転倒しない足腰づくりに取り組みましょう。こけにくくなるための体操も、この章でご紹介します。

骨粗しょう症を「運動で」予防しよう

骨粗しょう症予防に◎！衝撃ではなく「荷重をかける」体操を

骨の強化や骨折予防には、運動がとても重要です。

というのも、運動には、悪玉架橋を増やさずに善玉架橋を増やす、すなわち、骨のコラーゲンにしなりを持ったよい梁を、性ホルモンとは別の機序でつくる力があるのです。

少し具体的に言いますと、私たちの研究で、骨をつくる骨芽細胞に重力負荷をかけると、骨のコラーゲンに善玉架橋が増加し、石灰化を促進しました。このとき、悪玉架橋は誘導されませんでした。**すなわち、骨に荷重負荷、体重をかけるような運動が、骨質を改善するとわかったのです。**

骨粗しょう症予防のためにも、過剰にならないように気を付けながら、適度な運動を続けるようにしましょう。

運動は「続ける」ことこそ非常に大事で、それは骨が「生まれ変わり続ける」臓器だからです。運動を続けると、年最大40％のスピードでどんどん入れ替わりますが、運動をやめれば、せっかく入れ替わったよいコラーゲンもどんどん減り、元の木阿弥になってしまいます。

骨粗しょう症の治療を受けた場合も、「1年治療して骨密度も骨質も高くなったから、しばらく休んでOK」ということはあり得ません。運動も治療も習慣にして、生涯続けることが大事です。

しかし、骨粗しょう症を防ぐ運動について、私はかねてより心配していることがあります。健康に関心が高い読者の方ほど、次のようなアドバイスを読んだり、聞いたりしたことがあるのではないでしょうか。

「骨密度を高める近道は、骨に衝撃を与えること。特にかかとを刺激するのが効率的」

この、いわゆる「かかと落とし」には骨折のリスクがあります。実際、衝撃やバランスを崩しての転倒による骨折事故も起きています。

では改めて、骨の強化や骨折予防にはどのような運動がよいでしょうか。

こうした研究は、骨粗しょう症の患者さんよりはむしろ健常者を対象としたものが多く行われており、どのような運動に骨密度維持・上昇、転倒予防効果があるかがわかっています。

まず、骨密度の維持と上昇に重要なのは、荷重負荷（姿勢や体重により骨にかかる力）と筋力トレーニングです。

また運動をすることのメリットは、骨密度を高めるだけではありません。たとえば、背筋を強化する運動は、背骨（椎体）の骨折（先にお伝えした「いつのまにか骨折」です）を予防するとともに、運動機能を高めることで転倒を予防することにもつながります。

高齢者の骨折リスクは、運動指導（主としてバランス訓練、筋力トレーニング）によって66％も低下することが報告されています。

この章でご紹介するのは、きわめて簡単で安全に取り組むことができる運動です。むずかしいものは1つもなく、ご紹介する4つを行えば十分に骨粗しょう症予防の効果があります。

いずれも、骨折予防のために、私の母親にもやってもらっている運動です。ぜひ、ご家族で楽しく取り組んでみてください。

体操①「いつのまにか骨折」予防 うつぶせ背筋体操（等尺性背筋運動）

骨粗しょう症で最も多い「背骨（椎体）」の骨折。

その予防に効果的な運動として、いつもおすすめしているのがこの体操です。

背骨の骨折は気付かないうちに、いつのまにか起きていることが多いので、自覚症状がないうちから、こうした運動を行うことはとても重要です。

背骨の骨折を予防する上で特に大切なのは、「背筋力」をつけることです。

中高年になったら、最も意識したいのが「背骨」です。背骨の大切さは、この章の冒頭でお伝えしましたが、背筋力が低下すると背中が丸くなり、背骨（椎体）への負担が増し、背骨（椎体）の骨折を起こしやすくなります。さらに背中は丸まり、骨折が進む、という悪循環になりかねません。

そこで実践していただきたいのが、背骨が曲がらないように背筋力を維持する「いつのまにか骨折」予防体操です。この運動は秋田大学の宮越尚久教授が考案されたもので、私の患者さんにもおすすめしています。

これは「等尺性背筋運動」といい、関節などを動かすことなく、少ない動きで筋肉をトレーニングできる運動です。背筋を効果的に鍛えることができます。

ただし、背骨の曲がりが強く、うつ伏せになれない方は、この体操はできません。次にご紹介する、椅子を使った「じわじわ10秒背骨伸ばし」を行ってください。

〈「いつのまにか骨折」予防体操（等尺性背筋運動）〉カラーページ106P

1. うつ伏せになって、胸の下あたりに座布団などをはさむ
2. 気を付けの姿勢で背筋を使い、上半身をゆっくりと10㎝くらい持ち上げる
3. そのまま5～10秒キープして、ゆっくりと下ろす

※目安は1日10回

体操②整形外科医の「じわじわ10秒背骨伸ばし」

ストレッチは運動できるからだを維持するのに重要で、また転倒予防にもなります。

たとえば変形性膝関節症などになると、痛みのために関節を伸ばせなくなり、ちょっと膝を曲げた状態で1日を過ごすようになります。

当然、全身の姿勢も悪くなり、足が上がらず地面をすりながら歩く、高齢者特有のすり足になって、転倒リスクも高まります。

さらに、膝が曲がったままの状態では、太ももの裏の筋肉が拘縮《こうしゅく》して硬くなり、さらに膝が伸びにくくなって、痛みも出てきます。

こんなときには、ストレッチの出番です。ストレッチで刺激を与えてあげれば、「それに見合う組織につくり変えなくては」と細胞が反応します。骨であれ、靱帯であれ、筋であれ、新陳代謝が進んで若返る。曲がった足は伸びるようになり、縮こまった筋肉はほぐれようとします。

ストレッチのポイントは、「1、2、3」などと掛け声をかけてキビキビやらないことです。それでは何のストレッチにもなりません。

勢いをつけてやるのではなく、10秒、20秒と、刺激を続けて与えることで、細胞はその刺激を感じとることができます。「細胞に気付かせるように」10秒ほどかけて、じわじわと伸ばし、10秒ほどかけて、じわじわと曲げる。しっかり時間をかけて、負荷をかけるようにしてください。

なかでも、ストレッチすべき場所は、やはりまずは「背骨」。加齢とともに背筋が弱まり、腹筋に引っ張られて背が丸くなります。背筋が萎縮するとさらに前傾姿勢となり、重心が前へ傾いてしまうことで、その分転倒しやすくなります。

この背骨ストレッチは、背筋を伸ばすクセをつけることだけではなく、背骨（脊椎）を構成する胸椎（12個の椎体）、腰椎（5個の椎体）、それぞれをつなぎ止める関節を柔軟にし、慢性的な腰痛を軽減することもできます。「いつのまにか骨折」を起こしているわけではなく、単に姿勢が悪いだけの場合は、2～3カ月続けると、背中がすっと伸びるようになります。

〈じわじわ10秒背骨伸ばし〉**カラーページ108P**

背もたれのある椅子に深く座り、背もたれに背中をつけて、両手を天に向け真っ直ぐ伸ばします。上からひっぱられているイメージで、できるだけ上へ上へと伸ばします。10秒を2〜3セット行い、1日、朝昼晩取り組みましょう。

体操③ダイナミックフラミンゴ体操（開眼片足起立訓練）

骨粗しょう症で最も多いのが背骨の「いつのまにか骨折」ですが、他の部位の骨折には、多くの場合「転倒」がかかわります。背骨を守るための体操とあわせて、ぜひ取り組んでいただきたいのが、「こけにくい足腰のための体操」です。今回は2つの体操をご紹介します。

まずご紹介するのは、私たち整形外科医の学会イチオシの体操です。

これは、昭和大学の阪本桂造客員教授が考案した体操で、左右1分間ずつ行うだけで、53分間のウォーキングと同等の負荷を、骨、特に足の付け根の大腿骨近位部に与えることができます。

※『開眼片脚起立時間による高齢者元気度区分と転倒・骨折調査，並びに片脚起立15秒以下の群に対する開眼片脚起立運動訓練による骨折予防への無作為化介入調査に関

する研究』（H19‐長寿‐一般‐031／平成19年度〜21年度　総合研究報告書）

「片足で立つだけ？」と思われるかもしれませんが、体重60kgの人が片足立ちした場合、一方の足（約10kg）でもう一方の片足＋骨盤より上の合計50kgを支えることになります。

つまり、阪本教授によれば両足で立っているときに比べて、2・75倍以上の負荷がかかる結構な荷重運動になるわけです。

片足で立つことはバランスを養う訓練になり、転倒予防に最適ですが、足元がよろけるような場合は我慢せず、近くにある椅子や机などに軽く手をついて安全に行ってください。

〈ダイナミックフラミンゴ体操〉カラーページ110P

1．自然に立った状態から、目を開けたまま、片方の足を軽く5cmほど上げ、片足立ちの状態にする

2．1の状態を1分間キープ

3．反対の足でも同じ動作を行う

※各足1回ずつ、朝昼晩1日3セット行う

足は「運動してこそ」骨の強度を保てるようにできている

足に「荷重をかけること」が重要なのには理由があります。

私たちは、重力負荷をかけたときと重力負荷をかけないときで、骨のコラーゲンがどう変化するかを、JAXAと共同研究したことがありました。**結果は、重力負荷をかけたほうが骨は強くなるというものでした。**

宇宙には重力がなく、何もしないでいると手も足も筋肉が減っていくことをご存じの方も多いでしょう。無重力下では同様に、手も足も、骨密度が減ります。

では、地上で寝たきり状態になると、どうなると思いますか？　足の骨密度がものすごいスピードで減っていきますが、手や腕の骨密度は減らないのです。

これは神様が人間を、「立たなければ骨の強度が維持できないシステム」につくってくれたからではないかと私は考えています。

足だけは、1Gという地球の重力だけでは、骨の強度が維持できないようにできている。

立って、歩いて、体重という荷重負荷をかけなければ、古い骨が壊されて、新しい骨が誕生する「骨代謝」のバランスが崩れ、古くなった骨を溶かして吸収する破骨細胞が優勢になって骨が減ってしまう——そんな摂理になっているのです。

一方、腕は、日常生活の中で全体重を支える必要はありませんから、1Gさえかかっていれば破骨細胞は増えないシステムになっている。人間のからだは本当によくできているのです。

体操④手と足で拮抗！　荷重も上げ

次にご紹介する体操も、「こけない足腰」のために重要な、腸腰筋と大腿四頭筋に働きかける体操です。

椅子に腰かけ、安全な体勢で、股関節まわりの骨や筋肉を強化することができます。自分の体重だけの負荷なので、負荷がかかり過ぎて筋肉などを傷める心配がありません。

これも、ストレッチ同様に、ゆっくりと行うことがポイントです。

〈荷重もも上げ運動〉カラーページ112P

1．背筋を伸ばして椅子に座り、片方の太ももの真ん中に両手のひらを重ねて乗せる
2．手のひらを真下に押すようにしながら、それに対抗するように、10秒ぐらいかけて、太ももをゆっくりと上げる（膝を胸に近づけるようなイメージ）
3．ゆっくりと足を下ろす
※左右交互に10回、1日2～3セット行う

ポイントは、背筋を伸ばして姿勢よく行うこと。背中が丸まってしまうと、効果が半減してしまう可能性があるので注意してください。

飛び跳ねたり、息が上がったりするような運動をしなくても、簡単かつ安全に骨を強化することはできます。マイペースで無理なく続けましょう。

次ページより、ご紹介した4つの体操をカラーでご説明します。ぜひ日常習慣にとり入れてみてください。

カラーページで
よくわかる

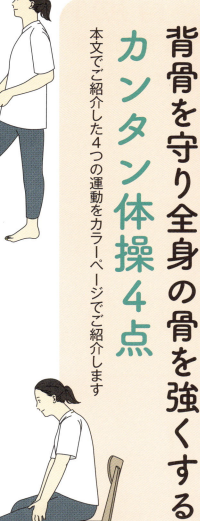

整形外科医が太鼓判！

背骨を守り全身の骨を強くする
カンタン体操4点

本文でご紹介した4つの運動をカラーページでご紹介します

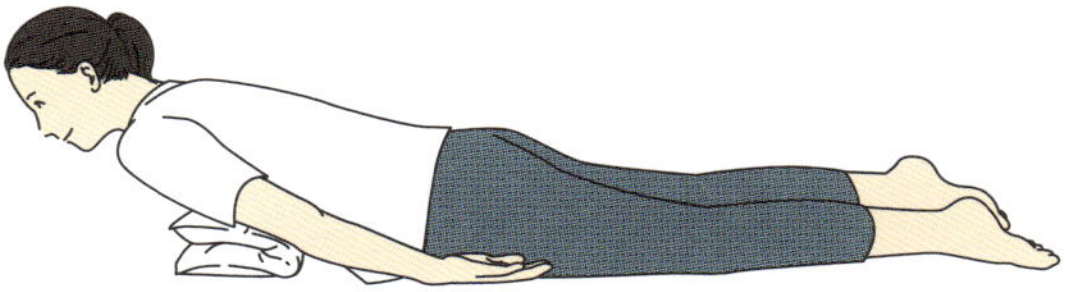

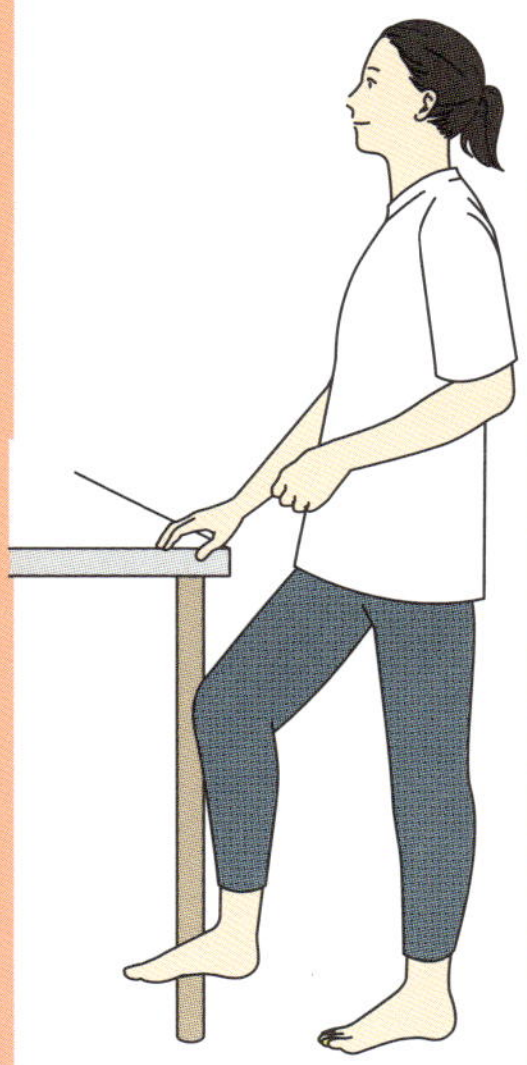

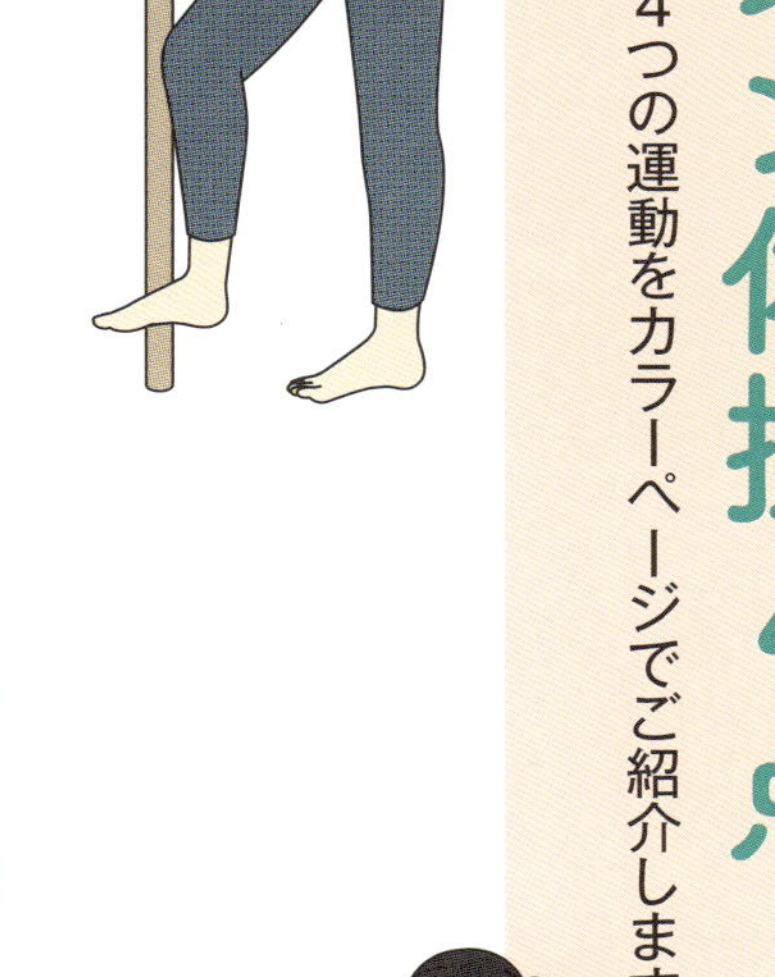

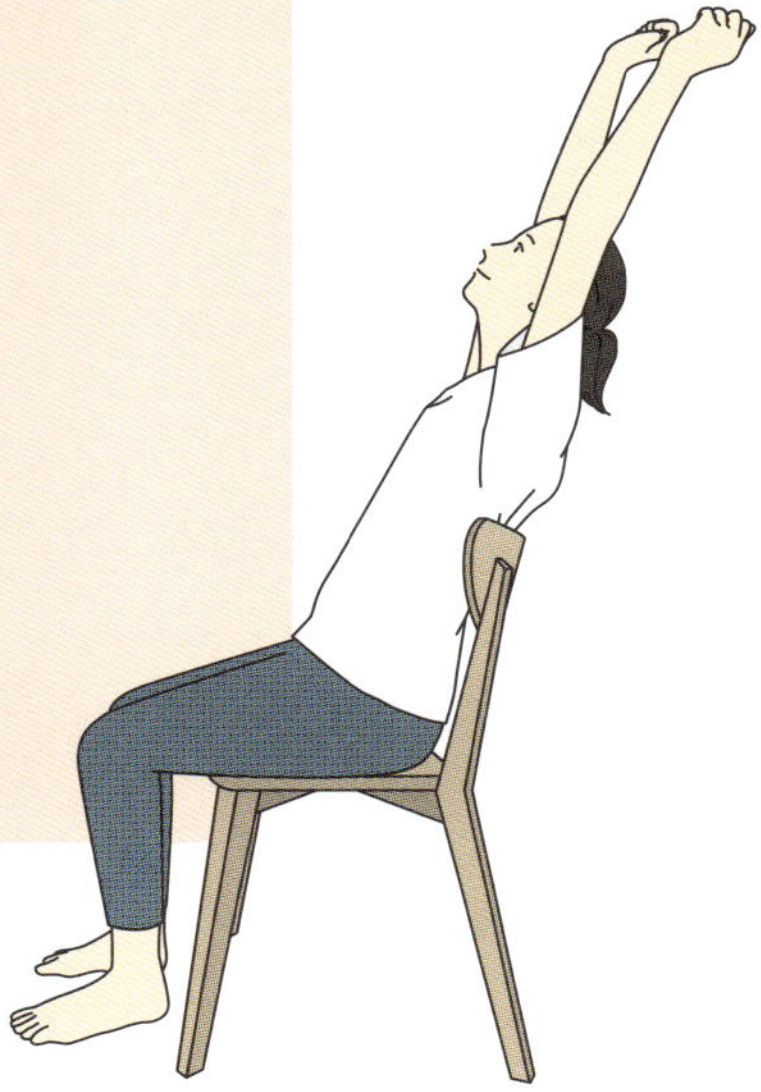

「いつのまにか骨折」予防

1 うつぶせ背筋体操

〈等尺性背筋運動〉

まずは背骨から！　背骨が曲がらない「背筋力」を維持しよう

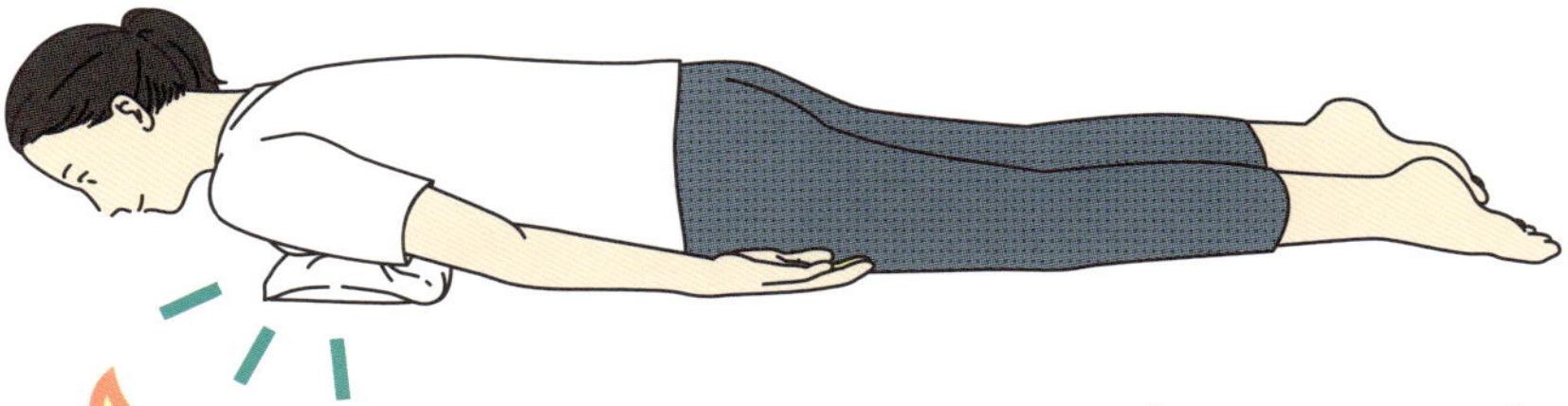

胸の下あたりにタオルや座布団をはさみます

背中が曲がるのはいや、と多くの方が口にしますが、背中の曲がりは背骨の骨折が隠れていることがあります。背骨が曲がらないようにするには、背筋を鍛えることです。この体操は、関節などを動かすことなく、少ない動きで効果的に背筋を鍛えることができます。

1

うつぶせになって、おなかの下に座布団などをはさむ

2

気を付けの姿勢で背筋を使い、上半身をゆっくりと10cmくらい持ち上げる

目安は
1日10回

○背骨の曲がりが強く、うつぶせになれない方は、この体操はできません
○次にご紹介する、椅子を使った「じわじわ10秒背骨伸ばし」を行ってください

目線は正面

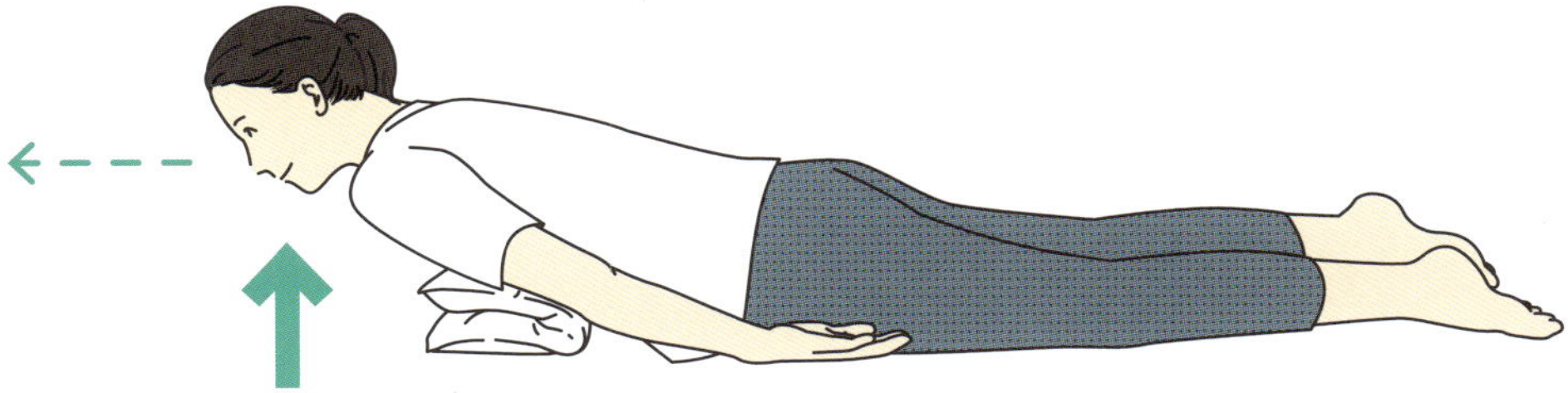

3

そのまま5～10秒キープして、ゆっくりと下ろす

2 じわじわ10秒
背骨伸ばし

すき間時間にいつでもできて腰痛も改善！　伸び伸び習慣

うつぶせ背筋体操ができない方は
こちらで背骨と背筋を伸ばします

加齢とともに背筋が弱まり、腹筋に引っ張られて背が丸くなります。背筋が萎縮するとさらに前傾姿勢となり、重心が前へ傾いてしまうことで、その分転倒しやすくなります。座っているときにできるこの体操で背骨を伸ばす習慣をつけます。

1

背もたれのある椅子に深く座り、背もたれに背中をつける

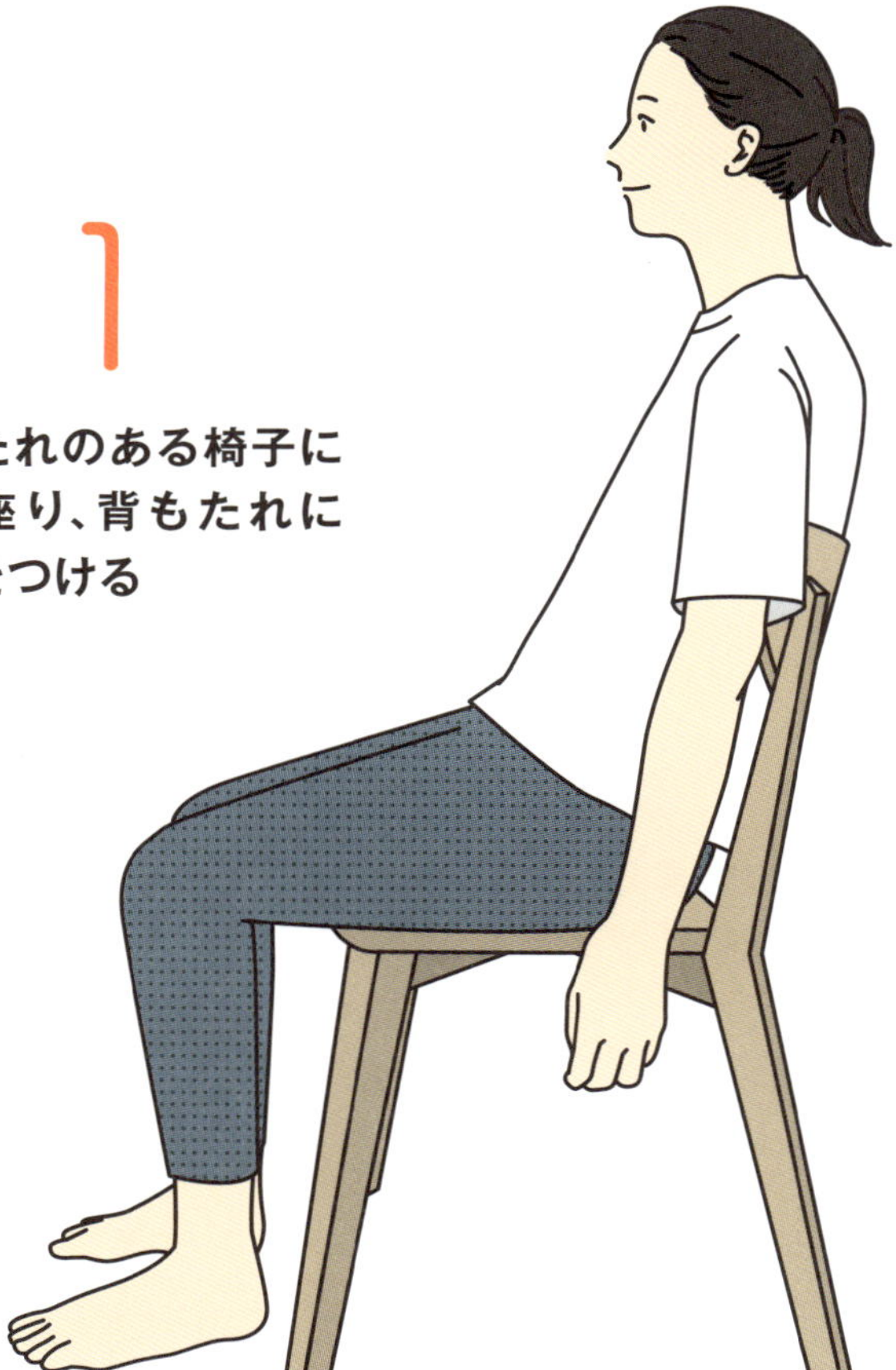

１０秒を２～３セット行い、1日、朝昼晩取り組みましょう。

○背筋を伸ばす効果だけではなく、慢性的な腰痛を軽減することにもつながります
○姿勢が悪いだけの場合には、２～３カ月で背中がすっと伸びるようになります

2

両手を天に向け真っ直ぐ伸ばす。上からひっぱられているイメージで、できるだけ上へ上へと伸ばします

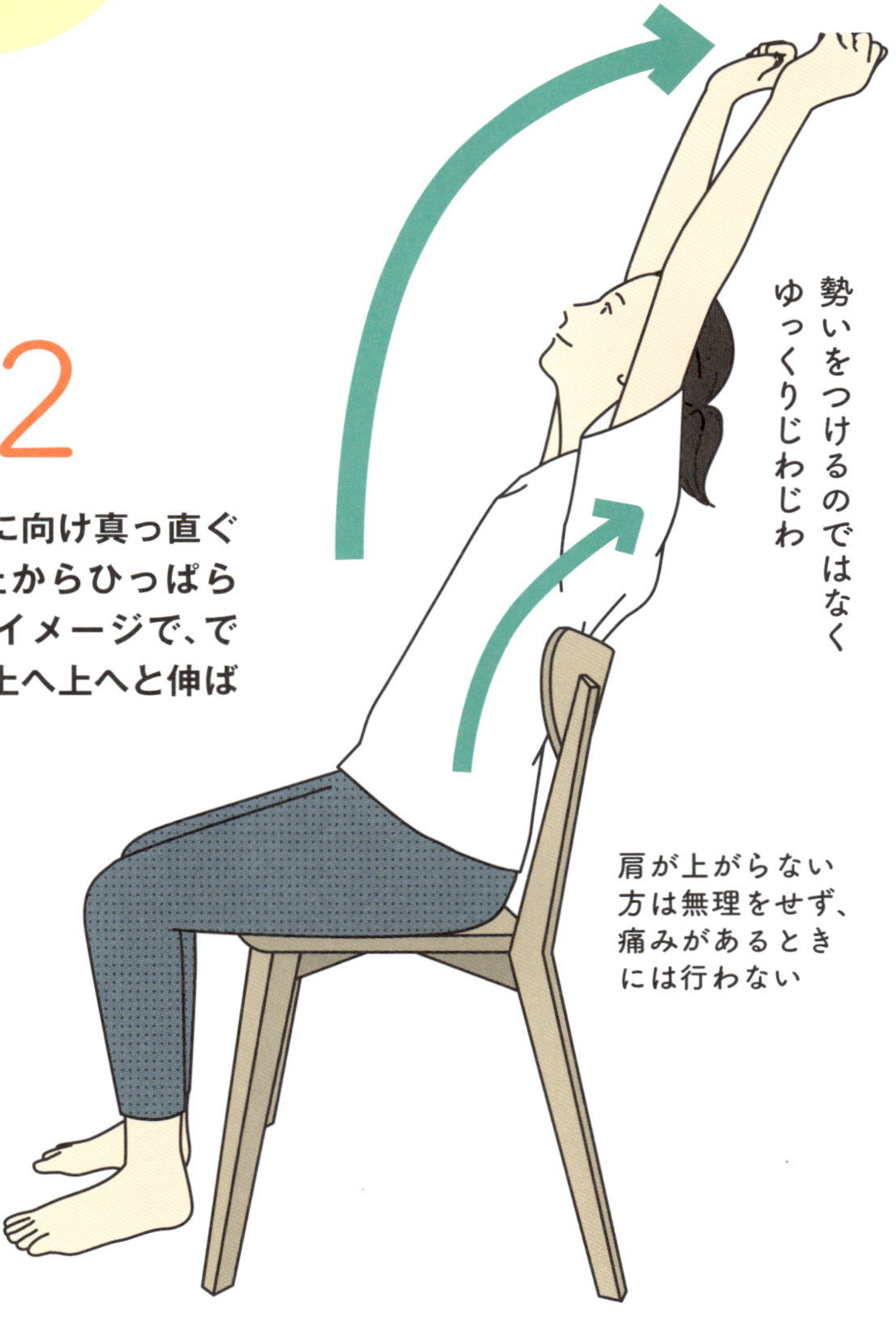

勢いをつけるのではなくゆっくりじわじわ
肩が上がらない方は無理をせず、痛みがあるときには行わない

3

ダイナミック
フラミンゴ体操

こけにくい足腰のために「骨に荷重」をかけ「バランス」を養う

大腿骨近位部は、骨粗しょう症によって骨折することの多い部位です。この体操は、大腿骨に荷重をかけることになり、骨を強くすることにつながります。片足で立つことはバランスを養う訓練になり、転倒予防に最適ですが、足元がよろけるような場合は近くにある椅子や机などに軽く手をついて安全に行ってください。

1

自然に立った状態から、片方の足を軽く5cmほど上げ、片足立ちの状態にする。この時、目はかならず開けたままで行う

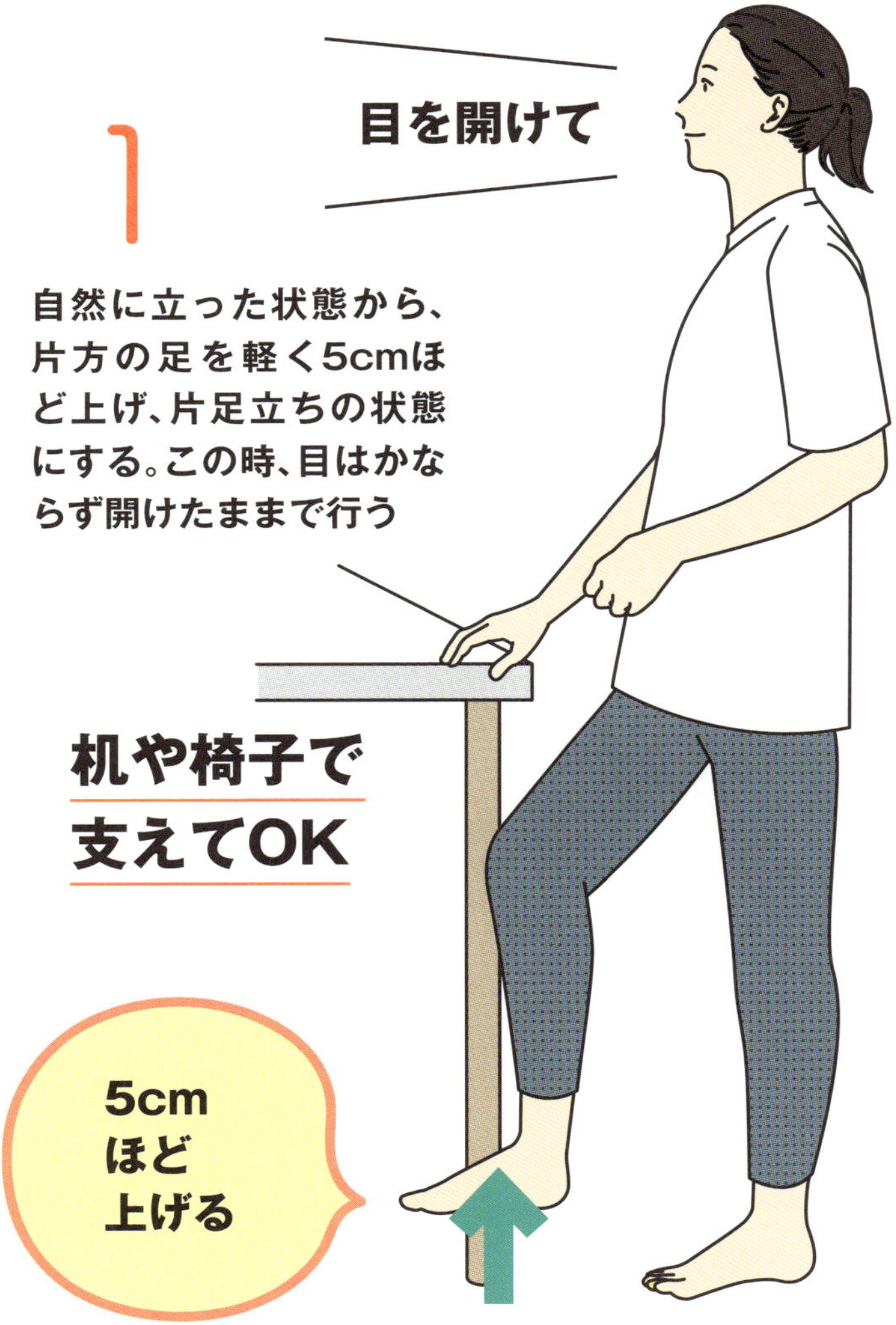

各足１回ずつ、朝昼晩1日３セット行いましょう

○膝痛があるときには行いません
○転倒防止のために目は開けたままで行います
○近くにある椅子や机を使い、安全に行います

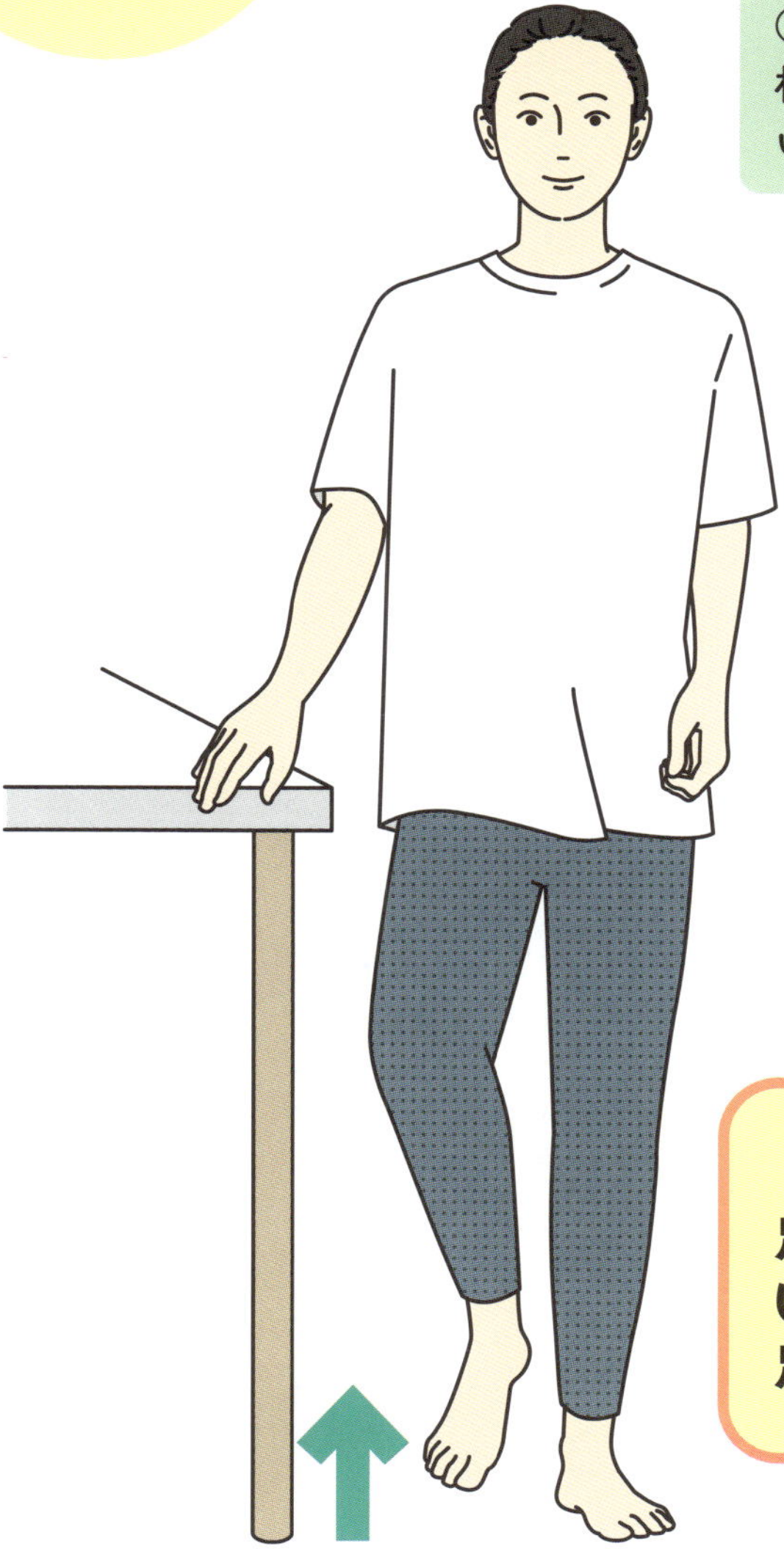

2

反対の足でも同じ動作を行う

１分間続けて片足を上げられない場合は、途中で足をつきます

4 手と足で拮抗！
荷重もも上げ

こけない足腰のために「腸腰筋」と「大腿四頭筋」に効く！

○背筋を伸ばし姿勢よく行います

左右交互に10回、1日2～3セット行いましょう

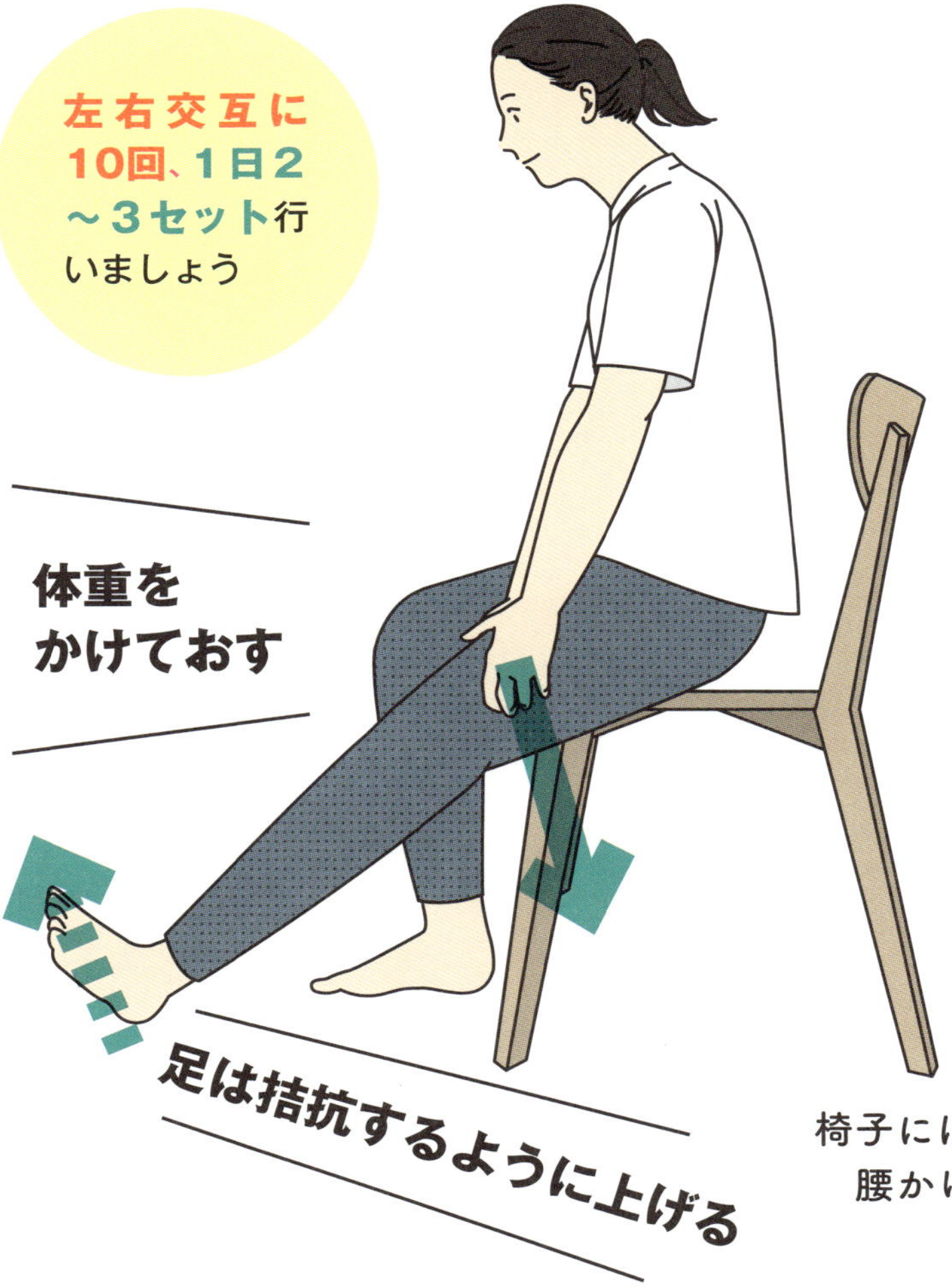

体重をかけておす
足は拮抗するように上げる
椅子には浅く腰かける

次にご紹介する体操も、「こけない足腰」のために重要な筋肉に、簡単かつ安全に働きかける体操です。自分の体重、つまり「自重」の負荷ですから、負荷がかかり過ぎて筋肉などを傷める心配がありません。

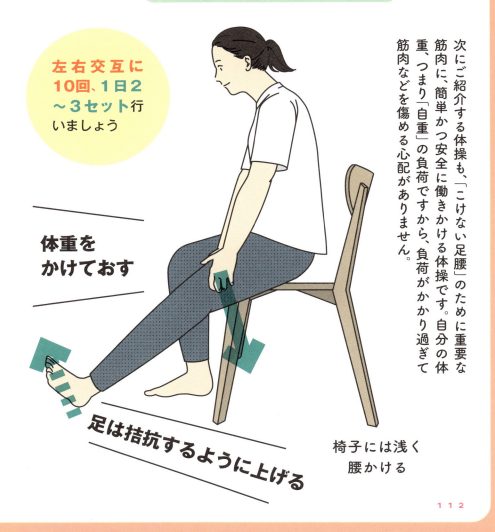

1

背筋を伸ばして椅子に座り、片方の太ももの真ん中に両手のひらを重ねて乗せる

2

手のひらを真下に押すようにしながら体重をかけ、それに対抗するように、10秒ぐらいかけて、太ももをゆっくりと上げるようにする(膝を胸に近づけるようなイメージ)

3

ゆっくりと足を下ろす。
左右交互に10回くり返す

ポイントは、背筋を伸ばして姿勢よく行うこと。背中が丸まってしまうと、効果が半減してしまう可能性があるので注意してください。

飛び跳ねたり、息が上がったりするような運動をしなくても、足の上げ下ろしに使われる「腸腰筋」「大腿四頭筋」を安全に強化することができます。マイペースで無理なく続けましょう。

骨粗しょう症を予防する「食べ方」は？

骨量を増やすカルシウムは「単独」で摂らない

運動を習慣にしていただくと同時に、日常での「栄養の摂り方」も工夫して、骨粗しょう症を遠ざけていただきたいと思います。ビタミンD不足の話をしましたが、必要な栄養素が摂取できていないと、運動効果も期待できません。

骨にとって必要な栄養素はと聞かれたら、多くの人はカルシウム、と浮かぶかもしれません。もちろん、それは間違いではありません。カルシウムは骨に不可欠な栄養素です。

しかし、骨の原料であるカルシウムを腸管からしっかりと吸収させるには、吸収を助けるビタミンDの存在が不可欠です。

つまり、「骨粗しょう症予防には、カルシウムとビタミンDを一緒に摂取する」ということが必要です。

食品や飲料には、骨を強くする目的でカルシウムの含有量を増強した製品がありますが、カルシウム単独では、骨を強くすることはできないということを忘れないでください。

骨粗しょう症の治療のためには、1日700〜800㎎のカルシウム摂取が勧められています（骨粗鬆症の予防と治療ガイドライン2015版より）。不足している栄養素はサプリメントで補充するのが効率的という考え方がありますが、カルシウムに関しては、あまりおすすめできません。

サプリメントによるカルシウムの過剰摂取は、不整脈、腎機能不全、血管・軟組織の石灰化からの心臓病の発生など、健康障害を招くリスクが報告されているからです。

食事としてカルシウムを摂る分には、健康を壊すほど摂取してしまうリスクはほとんどありませんが、サプリメントを併用する場合には、過剰摂取の心配があります。

健康のために摂るのなら、サプリからではなく、カルシウムを豊富に含む次のような食品を食べて摂取することをおすすめします。

- チーズ
- ヨーグルト
- 牛乳

- 小魚
- 大豆、大豆製品
- 葉物野菜（ほうれん草、ケール、ブロッコリー、小松菜、チンゲン菜など）

「コラーゲン」について知っておきたいこと

骨密度を高めるために、カルシウムとビタミンDを摂ることは不可欠ですが、本書をお読みいただいた方は、骨の強さを決めるのは、骨密度だけではないことをご理解いただだいているかと思います。

骨の構造を鉄筋コンクリートにたとえると、コンクリートにあたるカルシウムだけでは十分な強度は得られず、鉄筋にあたるコラーゲンが良質でなければなりません。

では、骨質を高めるにはどうしたらいいのでしょうか？

骨質とは、骨のコラーゲンの善し悪しによって決まることをお伝えしましたので、コラーゲンという言葉から「コラーゲンをたくさん摂るとよいのではないか」と思われる方もいらっしゃるかもしれません。

しかし、骨質のよくない人は、「コラーゲンの量は足りているが、コラーゲンの質が悪い」ということがわかっています。コラーゲンの量ではなく、質を上げることが必要なのです。

骨のコラーゲンの質を上げるためにすべきことは、体内でコラーゲンがつくられるときに必要となるアミノ酸の他、ビタミンCや鉄分といった、欠かせない栄養素をきちんと摂っておくことです。カルシウムが腸管から吸収されるにはビタミンDが必要なのと同様です。

なお、アミノ酸はタンパク質で摂取できますが、タンパク質の摂り過ぎは腎不全につながることもありますので、自己判断でタンパク質を大量に摂ったりせず、まずは主治医に相談してください。

コラーゲンの悪玉架橋を予防して、骨質を悪化させないようにするには、ホモシステインの値を下げることが有効とされています。ホモシステインは、動脈硬化や心血管の発作などのリスクを高めるもので、アミノ酸が代謝されるときに生成される物質です。

このホモシステインの値を下げる、

- ビタミンB_1
- ビタミンB_2
- ビタミンB_{12}
- 葉酸

が入った食品をバランスよく食べるようおすすめしています。

また、第2章でお伝えしたように、**骨質を悪くする原因「酸化ストレス」を高めないような生活を意識することです。**酸化ストレスを高めるものとしては、喫煙や過度の疲労、過度の運動などがあげられます。

不足するビタミンDはどう補うべきか

2019年4月～2020年3月に慈恵医大の新橋健診センターで健康診断を受けた5518人を対象に調査を実施した結果、日本人の98％は、カルシウムが腸管から吸収されるのを助け、骨を形成する骨芽細胞の働きを促すビタミンDが不足していることを、私たちの研究チームは2023年に明らかにしました。

島津製作所と新開発した測定機器によって、日本で初めて正確な数値（血清中のビタミンDの基準濃度）を計測することができたわけですが、その結果は、女性では7～30ng《ナノグラム》／mℓ、男性では5～27ng／mℓ、全体で6～29ng／mℓとなり、健常人の98％が日本内分泌学会が提唱するビタミンD基準濃度である30ng／mℓに達していないことが判明したのです。

この調査結果をもとに、ビタミンD不足への対策を述べるとしたら、**ビタミンDを多く含む以下のものを積極的に食べるといい**ということになります。

サバ、アジ、サケ、マグロ、サンマといった脂肪性の魚や卵、チーズ、シイタケ・エリンギなどのキノコ類など。

また、日光を適度に浴びることも大切です。紫外線を浴びることで、皮膚でビタミンDの生成が促されるので1日に1回は日光を浴びてください。

これらの方法にぜひ取り組んでいただきたいと思いますが、同時に私は、実効性が低いとも思っています。食事を改善する話は、時折テレビのバラエティー番組などでも取り上げられて、放映直後は皆さんスーパーへ食材を買いに走ったりしますよね。

食材が数日間売り切れになったりしますが、それは一過性で、結局3週間と続きません。**そう考えると、本当に日本人のビタミンD不足を改善するには、サプリメントも考慮することが必要だと思います。**足りていない人が98％もいるというのは、それくらい深刻な数字なのです。

海外では、乳製品にビタミンDを添加するよう義務付けて、国として積極的な対策を講じています。合理的なやり方だと思います。

本章では、骨粗しょう症を予防する、運動と栄養についてお伝えしました。次章では、骨粗しょう症の「サイン」と、病院で行われる検査についてお伝えします。

第4章

骨粗しょう症かも? と思ったら

自分で気付ける？ 骨粗しょう症4つのサイン

「月経不順」「閉経」「高血圧」「60代」は「すでに予備軍」と思っておく

骨粗しょう症は、音を立てずに進行する病気です。骨密度の低下、骨質の劣化によって骨折しやすくなりますが、その「前兆」はなかなか見つけづらい。ですから、**「骨折という一大事に一刻も早く気付くかどうか」**、**骨折を起こす前に「骨密度が減ったことを知れるかどうか」**、**「骨質が劣化したことを知れるかどうか」**の3つがポイントとなります。

以下の点は、それらのポイントをチェックできるいい機会です。

まず、月経は、年齢が高齢でも若くても、女性が真っ先に気を付けておくべきポイントの1つです。

〈月経不順〉

骨密度が減っても痛みは出ないので、骨密度が減ったことはわかりません。ただ、性ホルモンと骨密度は非常に関係が深いので、

- **初潮が遅かった**
- **閉経が早かった**
- **生理のあった年数が短い**
- **生理のサイクルが正常の範囲を超えて短かった**
- **生理のサイクルが正常の範囲を超えて長かった**

など、いわゆるエストロゲンサイクルに問題があった場合、通常の生理としての女性ホルモンの働きがうまく機能せず、骨密度の貯金が少ない可能性があります。痛みとしては感じなくても、月経不順があった方は、骨密度の低下を疑ってみるべきです。

〈閉経、男性60代〉

加齢も骨粗しょう症の大きな危険因子です。

誰でも年齢とともに性ホルモンが減少し、骨質が悪くなり、コラーゲンが劣化していきますが、そこに拍車をかけるのが酸化ストレスです。

性ホルモンがなくなると活性酸素を抑える役割の担い手がいなくなり、からだのコラーゲンは劣化の一途をたどります。――私たち慈恵医大のチームは、性ホルモンが減少するとコラーゲンのAGEsが起こり、痛みを感じないまま骨のコラーゲンが劣化することを立証しました。

女性は閉経、男性は60代を超えたら、骨粗しょう症予備軍と思っておく。骨強化適齢期に突入したと心得て、対策に本腰を入れてください。

〈高血圧、動脈硬化〉

コラーゲンの劣化が過剰に進行すると、からだはさまざまなSOSを発するようになりますので、それもまた骨粗しょう症のサインと捉えることができます。

たとえばコラーゲンの劣化にともなって血管老化が進むと、まずは高血圧や動脈硬化の症状があらわれ、やがて脳梗塞や心筋梗塞などの重篤な循環器病へとつながります。

高血圧、動脈硬化等々の生活習慣病は骨粗しょう症を疑うべきサインです。

仮に、骨密度には問題がなかったとしても、骨質は劣化しており、骨折リスクはどんどん高まっていると考えてください。

「身長が縮んだ」は、急いで病院へ

〈2～4cm以上の身長低下〉

そして骨質の劣化にともなう骨折は、普通は痛いものですが、背骨の骨折（椎体骨折）の場合は、３分の２の人は痛みをともなわない「いつのまにか骨折」なので注意が必要です。先述のように、じわじわとつぶれるように進む骨折は痛みを感じないこともあるのです。

そんな椎体骨折のサインは、身長低下です。

20代の頃と比べて２～４cm以上身長が低下していたら、「いつのまにか骨折」をしている可能性があります。

早目に整形外科を受診し、背骨のレントゲンを撮ってもらってください。

骨粗しょう症に「なりやすい」のはどんな人？

「骨折したことがある」人は骨粗しょう症になりやすい？

骨粗しょう症は、誰もがなる可能性がある病気ですが、骨粗しょう症に「なりやすい」人はどのような人でしょうか。

代表的な危険因子は、**「女性」「高齢」「骨密度が低い」「骨折したことがある」**の4点があります。

まず「女性」について説明すると、日本骨代謝学会の調査によれば、40歳以上の骨粗しょう症有病率は腰椎で男性3・4％、女性19・2％。大腿骨で男性12・4％、女性26・5％。腰椎か大腿骨のいずれかで骨粗しょう症と診断された人の数は日本全国で1280万人おり、その内訳は男性300万人、女性980万人。女性の患者さんが男性よりも3倍以上も多いことがわかっています。女性であるだけでも、男性より3倍以上、骨粗しょう症になりやすいと言えます。

「高齢」は、骨密度とは独立した危険因子で、たとえ同じ骨密度の人でも、年齢が高いほど骨折リスクは高まります。**高齢者でなくても、40歳を過ぎたら要注意です。**

「骨密度が低い」と骨粗しょう症になりやすいのは、言うまでもないでしょう。

たとえばＴスコアといって、自分の骨密度の測定値がＹＡＭ《ヤム》（骨密度若年成人平均値）と比べてどの程度低いか、あるいは高いかを示した値があります。

骨密度測定の結果欄には、２つのパーセンテージが記載されていて、それが、「Ｔスコア」と、「Ｚスコア」の２つです。

検査を受けた人はご存じかもしれませんが、Ｔスコアとは、20〜44歳までの健康女性の平均値（ＹＡＭ値）を１００として、その何％にあたるかを比べた数値。もう１つは同年代の平均値と比較したＺスコアですが、**重要なのは、Ｔスコアです。**

骨粗しょう症と判定される基準は70％未満の場合で、70〜79％なら骨量減少（骨減少症）、80％以上なら正常と診断されます。ちなみにＹＡＭ値は女性の平均値ですが、男性の診断にも用いられています。

また「骨折したことがある」人は、これまでに骨折したことがない人と比べて2倍、骨折リスクが高くなります。ちょっとした転倒や軽い衝撃でも骨折してしまうのは「脆弱性骨折」といい、骨粗しょう症のサインと言えます。

「両親が大腿骨骨折」「毎晩深酒」は要注意

これら4大危険因子以外にも次のようなサインや生活習慣がある人は、骨粗しょう症のハイリスクグループです。

①痩せ過ぎている

一般的にはBMI（体重と身長から算出される肥満度を表す体格指数）が低いほど、骨折リスクは高まります。

BMIの計算式

- **BMI＝体重kg÷身長mの2乗**
- **適正体重＝身長mの2乗×22**

日本肥満学会の判定基準ではBMI18・5未満が痩せ過ぎと判定されます。ただ、最近の報告から、ＢＭＩと骨折リスクの関係は複雑で、骨折する部位によって影響が異なることがわかっており、たとえば大腿骨近位部についてはＢＭＩが低いほどリスクが高まりますが、上腕部の骨折はＢＭＩが高い肥満のほうが高リスクになります。

②両親のいずれかが大腿骨近位部を骨折したことがある

両親のいずれかに骨折歴があると、骨粗しょう症性骨折のリスクは1・18倍、大腿骨近位部骨折のリスクは1・49倍もあります。また、両親の骨折歴を大腿骨近位部に限った場合には、骨粗しょう症性骨折のリスクは1・54倍、大腿骨近位部の骨折リスクは2・27倍に上昇します。

③若い頃よりも身長が低くなった

25歳の頃よりも2～4㎝以上の身長低下がある場合には、椎体骨折（いつのまにか骨折）を起こしている可能性が高く、まだ起こしていない場合でも、椎体骨折のリスクは2・8倍もあります。日常的な症状としては、「洗濯物を高いところに干せない」「高い棚に手が届かない」といった不便を感じる方が多いようです。

④喫煙者である

喫煙は、女性ホルモン（エストロゲン）の働きを悪くしたり、腸管でのカルシウム吸収を抑制して、尿中への排泄を促進する作用があります。そのため、**喫煙習慣のある人はない人に比べて骨折のリスクは1・26倍、大腿骨近位部の骨折リスクは1・84倍もあります。**

⑤お酒の飲み過ぎ

過度の飲酒も喫煙同様、腸管でのカルシウム吸収を妨げ、尿中に排泄してしまい、骨粗しょう症のリスクを高めます。

1日3ドリンク＝アルコール換算60g以上（アルコール度数が5％のビール中瓶1本500㎖飲む場合、その5％にあたる25gにアルコール比重の0・8をかけて、「純アルコール量」は20gになります）の飲酒で、骨粗しょう症性骨折のリスクは1・38倍、大腿骨近位部骨折のリスクは1・68倍にアップします。

⑥45歳未満で閉経した

45歳未満で閉経を迎えることを「早期閉経」といいますが、女性の骨粗しょう症は特に閉経後に急増します。50代からは背骨の骨折、さらに70代以降では大腿骨近位部の骨折が多くなることが知られています。

理由は女性ホルモンであるエストロゲンの欠乏。骨量は40歳以降、毎年０・３～０・５％が失われますが、閉経後はこれがさらに加速し、約５～７年間は約３～５％も失われていきます。

そのため同じ年齢でも、閉経している人は閉経していない人よりも骨粗しょう症のリスクが高くなってしまいます。

※参照：骨粗鬆症の予防と治療ガイドライン２０１５版、骨粗鬆症―06. 筋骨格系疾患と結合組織疾患―ＭＳＤマニュアル プロフェッショナル版（msdmanuals.com）

骨粗しょう症になりやすい生活習慣病

糖尿病などの生活習慣病になると、骨質劣化型の骨強度の低下を招き、骨折リスクが高まることがわかっています。ここでは、「生活習慣病骨折リスクに関する診療ガイド」（2019年版）より、骨折リスクに関連する生活習慣病の代表的なものを紹介します。

骨粗しょう症を予防し、いくつになっても元気な骨を維持するには、これらの生活習慣病にならないようにすること、なったとしても、それ以上進行しないよう努めることが大切です。

①糖尿病

糖尿病患者は糖尿病ではない人と比較して、背骨（椎体）を骨折するリスクが男性で4・73倍、女性で1・86倍にまで上昇することがわかっています。その原因は骨密度の低下ではなく、骨質の劣化にあります。

私たちの研究では、糖尿病のラットの骨は、骨質を劣化させるAGEsの代表的な物質であるペントシジンが増加していて、骨密度は正常であるにもかかわらず、骨強度が低下していました。**どうやら糖尿病になると、高血糖、酸化ストレスの増大によって骨組織でのAGEsの形成が進み、骨質が低下してしまうようです。**

糖尿病患者が、骨質劣化の影響で骨密度が高くても骨折しやすくなる境目は、HbA1c

（ヘモグロビンエーワンシー）7・5〜。HbA1cは糖尿病の指標で、赤血球中のヘモグロビンの中でどれくらいの割合がブドウ糖と結合しているかを示し、HbA1c6・5〜7・5が軽症ラインです。

②慢性腎臓病（CKD）

慢性腎臓病（CKD）は、腎臓の働き（eGFR）が健康な人の60％未満に低下する（eGFRが60㎖／分／1・73㎡未満）か、あるいはタンパク尿が出るといった腎臓の異常が続く病気です。**私たち慈恵医大チームは研究で、eGFRが60％を下回ると、骨質の劣化が始まることを確認しました。**

慢性腎臓病は糖尿病と並んで、酸化ストレスが増大する疾患です。そのため、骨密度の低下が比較的軽度でも、骨折リスクは上昇するものと思われます。

eGFR60％以下の慢性腎臓病患者の大腿骨近位部骨折率は5・2％で、慢性腎臓病ではない人の2・12倍に達しています。また、慢性腎臓病患者の骨折は、そうでない人と比べて若い年齢で起きることが特徴です。

③慢性閉塞性肺疾患（COPD）

慢性閉塞性肺疾患（COPD）は骨折のリスクを高める代表的な生活習慣病の1つと考えられています。骨折リスク上昇には、骨密度の低下と骨質劣化の両方が関与しています。

慢性閉塞性肺疾患の患者255人について調べた研究によると、骨密度のみを用いた診断では骨粗しょう症は23・6％でしたが、実際の椎体骨折は36・5％であったことから、**慢性閉塞性肺疾患の患者さんの骨折には、低骨密度に加えて骨質劣化が大きくかかわっていることが示唆されました。**

慢性閉塞性肺疾患の方では、「高齢」「喫煙」「低体重」「身体活動（安静にしている状態よりも多くのエネルギーを消費するすべての動作）低下」といった一般的に骨折リスクを高めるとされる因子に加え、ビタミンD不足・欠乏やサルコペニア（加齢による筋肉量の減少および筋力の低下）などによって、骨折リスクがさらに上がる可能性があります。

④高血圧、動脈硬化

高血圧では、大腿骨近位部骨折のリスクが1・19〜1・6倍に、骨粗しょう症性骨折のリスクが1・3倍に上昇し、その関連性は男性よりも女性で強いことが報告されています。

また、心筋梗塞・脳梗塞などの心血管疾患は動脈硬化が原因で発症しますが、動脈硬化を起こしやすくするのが、高血圧・脂質異常症・骨粗しょう症で、発症の仕組みが一部共通することから、心血管疾患と骨粗しょう症の関連性は大きいと考えられています。

不眠症も骨粗しょう症を招く

⑤睡眠障害（不眠症）

睡眠障害も骨量減少に関与することがわかっています。

不眠症にともなう夜間の成長ホルモン分泌低下に加え、メラトニンの低下によって破骨細胞の作用に抑えが利かなくなることで骨量が減少します。さらに不眠症によって、炎症性サイトカインの分泌が亢進されることも骨量減少を招きます。

良質の睡眠が確保されている場合には、交感神経系の活動は低下し、骨・筋肉の新陳代謝が順調に起こります。しかし、不眠症になると、交感神経系が絶え間なく活性化され、骨の新陳代謝が低下して、結果的に骨量が減少します。

また、不眠と転倒リスクは大いに関連があり、睡眠薬を服用していなくても、不眠症患者では転倒リスクが52%も上昇します。骨折の直接の原因となる転倒の4分の1は、眠れないことから歩き回ってしまうことが多い、夜間に起きています。

⑥サルコペニア、フレイル、認知症

サルコペニア（加齢による筋肉量の減少および筋力の低下）と判定された高齢者の57・3%が骨粗しょう症だったという報告が国内外からなされています。また、サルコペニアにともなう筋肉量の減少・筋力低下・バランス機能低下は、骨折の直接的原因となる転倒の発生に大きく関与しており、骨の強度を低下させ、骨粗しょう症性骨折につながるとも考えられています。

フレイルは、健康な状態と介護が必要な状態との中間地点にある状態で、病名ではありません。加齢や疾患によって身体的・精神的なさまざまな機能が徐々に衰え、心身のストレスに脆弱になった状態を指します。病気ではないものの、フレイルの高齢者は、健常な高齢者と比較して、転倒リスクや骨折リスクが高いことがわかっています。

そして認知症は、女性に多い、性ホルモンの減少、糖尿病、喫煙・飲酒などの危険因子が骨粗しょう症と共通しています。

認知症の中でも患者数が最も多いアルツハイマー型認知症患者では、大腿骨近位部の骨密度が低下し、骨折頻度が2・1~2・8倍も高いという報告があります。認知症の高齢者は、そうではない高齢者と比較して転倒リスクが2倍以上も高い上に、治療後も以前のように動けなくなるほどQOL（生活の質）が大きく低下してしまう可能性があります。

⑦男性更年期障害（加齢性腺機能低下症、LOH症候群）とは

男性は50~60代以降は、男性ホルモンであるテストステロンが年1%ずつ減っていき、いわゆる男性更年期障害を発症することがあります。更年期障害は女性特有と思われがちですが、男性も性ホルモンの低下やバランスの乱れにともなう不調が起こり得ます。

骨粗しょう症は性ホルモンの減少によって引き起こされるものですから、当然、男性も骨が弱くなります。自然に年齢を重ねれば、性ホルモンは必ず減少するので、骨も必ず弱くなります。

女性であろうが男性であろうが、強くなる人はいないと肝に銘じ、備えなくてはなりません。

自分の「骨粗しょう症タイプ」を知ろう

なぜ？　これまで正常だったのに「いきなり骨粗しょう症と診断」

従来、骨粗しょう症の治療では「50％の壁」という謎の限界が存在したとお伝えしました。薬の投与によって骨密度が改善したにもかかわらず新たな骨折を予防できなかった患者さんが半数近くもいて、整形外科医は「50％の壁」と呼び、突破する術を追い求めていました。

どうして、こんな壁があったのか——何度もお伝えしてきましたが、骨密度だけではなく、骨質も大事であること。人間にさまざまなタイプの人がいるように、骨粗しょう症にもさまざまなタイプがあり、それぞれに合う治療をする必要があったのです。

そこで私たち慈恵医大のチームは、骨の量や密度に加え、骨の質にも着目して骨粗しょう症を3タイプに分類しました。

それが、第2章でご紹介した**「骨質劣化型」「低骨密度型」「低骨密度＋骨質劣化型」の3タイプです。**それぞれの患者さんの比率を調べると3：5：2で、骨質がかかわる骨粗しょう症は、なんと全体の5割にもおよぶことが明らかになりました。

骨密度だけが問題の人は半数しかいないのですが、そこにだけ着目して治療しても半数しか治せないのは自明の理。「50％の壁」の原因は、こんなところにあったのです。

50％の壁を越えて、100％の患者さんの骨折を予防するには、第一に、自分の骨の状態がどのタイプにあたるのかを検査で見極めることが大切です。ただし、一般に「骨粗しょう症検査」と言われているものでも信頼性には差があります。

以前、こんな患者さんがおられました。

埼玉県在住のタカコさん（50代）は、10代の頃、過度なダイエットから生理が止まってしまったことがありました。反省し、健康に気を付けるようになって生理が再開。結婚して出産した後も気を抜かず、30代の頃から健診での骨密度検査も、スパ施設の骨密度測定も進んで受けていました。

その結果はいつも「正常」。自信満々だったタカコさん。慈恵医大の人間ドックに日本初の「骨ドック」ができたと聞き、「いい骨ですねと褒められるかも」と想像し、受けてみました。

ところが結果はまさかの「G判定（要治療）」。骨密度は若年成人と比較して69％しかなく、「いつのまにか骨折」の形跡はなかったものの、骨粗しょう症状態であることがわかりました。

さっそく慈恵医大の「骨粗しょう症外来」を受診し、現在治療進行中ですが、「今まで一度も骨密度が低いなんて言われたことがなかったのに、どうして突然骨粗しょう症ということになってしまうの」と納得できないタカコさんは、疑問を担当医にぶつけました。

医師は言いました。

「あなたが受けたのは、手やかかとで測る簡易的な検査で、精度が高くない。それに骨密度は、からだの部位によって差があります。やはり骨粗しょう症の検査は専門外来で受けていただくのがいいのです」

担当医の回答に補足すると、そもそも手やかかとで測る検査は、骨粗しょう症の診断ガイドラインでは推奨されていません。

骨密度はからだの部位によって差があるため、まずは大腿骨と腰椎の骨密度が最優先。測れなかった場合に手を測り、最も低い部位の値を採用することになっています。

かかとの検査は、骨のカルシウム密度を検査しておらず、本来は骨密度検査とは呼べないもの。レントゲン検査と違って被曝がないので、採用しているクリニックや健診センターは多いですが、診断には採用されないのです。

それにかかとは、体重や運動の影響を強く受けているため、検査部位としても不適格です。かかとで測って高い数値が出ても腰椎や大腿骨では低い、逆にかかとは低いけれど腰椎や大腿骨は全然問題がない人がたくさんいます。

かかとの検査が容認されているのは、骨粗しょう症検査のあまりにも低い受診率を少しでも向上させるため。簡単な検査で動機付けしようということなのだと思います。

骨密度は「どこの骨」で測るのが正解か

骨の部位によって骨密度が違うのか、と驚かれる方もいますが、そこまで大きな違いがあるわけではないものの、腰椎と大腿骨近位部が推奨されているのは、基準値を決めるために世界中でデータが取られていることが理由の1つです。

一方、手や腕、かかとなどに関しては十分なデータがない上に、体重や運動量などの影響を受けやすく、たとえば右利きのテニスプレーヤーは右腕の骨密度だけが非常に高かったりしがちです。

部位によって違うという意味では、特に腰椎については注意が必要です。**人は高齢になると、変形性脊椎症になって腰椎の骨に骨棘《こつきょく》という真っ白で硬い骨がトゲのようにできます。この硬い骨棘により、腰椎の見かけ上の骨密度は、高齢になればなるほど高くなってしまうのです。**

男性は女性よりも変形性脊椎症になりやすく、骨棘がつくられてしまっているせいで、腰椎の骨密度が実際とかけ離れて高くなる傾向があります。

また、糖尿病や高血圧といった生活習慣病の人も大動脈石灰化を起こしやすいことから、腰椎の骨密度が高くなりがちです。こうしたことから、**高齢者や男性、そして糖尿病や高血圧の人の腰椎の骨密度は、当てにならないというのが常識です（骨密度検査においてWHOが測定を推奨している部位は大腿骨近位部だけです）。**

骨粗しょう症の治療は、きちんとした検査を受けるところから始まります。
受けてほしい検査には、次のようなものがあります。大きく分けて、以下を調べます。

①骨密度を調べる
②「いつのまにか骨折」の有無を検査する
③骨の新陳代謝の状態を調べる
④必要な栄養素が足りているかを調べる

①から④それぞれの検査方法とそれでわかることを次ページより説明します。
検査方法については、推奨度ごとに★をつけました。★が多いほど推奨度は高く、★★★は慈恵医大附属病院の骨ドックで採用している検査です。

骨粗しょう症は何をどう調べるのか

骨粗しょう症の検査①骨密度を調べる

まず骨密度を調べる検査には、以下のような種類があります。

●DXA（デキサ）法　★★★

エネルギーの低い2種類のレントゲンを使って骨密度を測定する検査法です。

測定する部位は、背骨の腰に近い部分（腰椎）と足の付け根（大腿骨近位部）の2つの部位をスキャンし、スキャンデータを計算することによって「骨成分」だけを測定しようとする測定方法です。

●MD（エムディ）法　★

手のひらを、真ん中にアルミニウムスケールがある台に乗せてレントゲン撮影し、第二中手骨（人差し指の付け根から手首までの骨）とアルミニウムの画像の濃淡を比較して骨密度を測ります。簡便さがメリットで、企業の健康診断のオプション検査にも採用されている場合もあります。しかし、手指のような末梢の骨で骨密度の低下がわかるには、背骨や足の付け根の骨密度低下から10〜15年ほどかかるため、あまり当てにできません。

●超音波法 ★

測定装置に足を乗せて、かかとの骨に超音波を当てる測定法で、簡単に行えることから広く普及していますが、骨密度の検査ではありません。

単純にかかとの骨に当てた音波が返ってくるスピードを測っているだけで、カルシウムは一切見ていないため、診断には使わないことになっています。将来的には、骨粗しょう症検査から外れる可能性があります。

骨粗しょう症の検査② 「いつのまにか骨折」の有無を調べる

そもそも自分が「いつのまにか骨折」をすでに起こしていないかを調べてもらいます。

「いつのまにか骨折（椎体圧迫骨折）」の有無は、胸椎・腰椎のレントゲン検査によって調べます。

●〈胸椎・腰椎X線検査〉★★★

若い頃から比べて身長が2～4㎝縮んでいる方は、「いつのまにか骨折」をすでに起こしている可能性がありますので、整形外科でレントゲンを撮り骨折がないかを確認します。

骨粗しょう症の検査③
骨の新陳代謝の状態を調べる

骨の新陳代謝の状態は、血液検査と尿検査で調べます。

血中または尿中の骨芽細胞や破骨細胞の産生する酵素やタンパク質、骨が壊れたりつくられたりする際に生じるコラーゲンの代謝産物が「骨代謝マーカー」です。この骨代謝マーカーを調べることで、骨の新陳代謝の変化や骨質が推定できます。

マーカーとは、正確には「バイオマーカー」と言い、ある疾患の有無や、病状の変化や治療の効果の目安となる「生理学的な指標」（血圧や心拍数、心電図など）や「生体内の物質」のことです。

簡単に言えば「目印」のようなもので、マーカー検査とは、それらを調べる検査です。**骨粗しょう症の検査で調べるのは主に「骨形成マーカー」「骨吸収マーカー」「骨マトリックス関連マーカー」の3種類で、「骨吸収マーカー」の値が高い場合には、骨密度の減少速度が速く、骨密度の低い高齢者では骨折リスクが高くなります。**

このような症例には骨吸収を「抑制」するような薬剤が必要になります。逆に骨吸収マーカーが基準値以下に低下している場合には骨代謝を刺激して「骨形成」を高める薬剤が必要になりますが、日本ではまだ使用できません。

一方、骨形成マーカーは骨吸収に刺激されて開始されるため、骨形成マーカーが単独で高い値になることはあまりありません。

そして骨マトリックス関連マーカーは、悪玉架橋であるペントシジンの量など、骨の質を推定するのに役立ちます。

骨代謝マーカーでわかることは以下の通りです。

- **将来の骨量減少の予測**
- **急速な骨量減少者の早期発見**

- 骨質の評価
- 骨粗しょう症の危険性の予知
- 治療開始時期の目安
- 治療効果のモニタリング
- 治療薬の選択
- 治療効果の早期判定
- 適正な薬剤量の判定
- 適切な服薬方法の確認
- 骨折の予知
- 他の骨代謝性疾患との鑑別

骨代謝関連マーカーの検査には、以下の3つの分類があります。「骨形成マーカー」「骨吸収マーカー」「骨マトリックス関連マーカー」それぞれで、骨の形成スピード、分解スピード、そして骨の悪玉架橋の量を調べます。

〈骨形成マーカー〉

●オステオカルシン（OC）★★

骨を形成する「骨芽細胞」が産生するホルモン物質。

●骨型アルカリホスファターゼ（BAP）★★

骨が壊れたところを骨芽細胞が修復するときに増加する物質。

●トータルI型プロコラーゲン-N-プロペプチド（total P1NP：ピー・ワン・エヌ・ピー）★★★

骨が新しくつくられる過程で生成され、血液中に放出される代謝物質。

〈骨吸収マーカー〉

●デオキシピリジノリン（DPD）★★

●I型コラーゲン架橋N-テロペプチド（NTX）★★

●I型コラーゲン架橋C-テロペプチド（1CTP）★★

骨芽細胞のコラーゲン産生量や分解量が推定できる。

●酒石酸抵抗性酸ホスファターゼ（TRACP-5b）★★★

非常に鋭敏な破骨細胞活性のマーカー。

〈骨マトリックス関連マーカー〉

●低カルボキシル化オステオカルシン（ucOC）　★★

骨中ビタミンK不足のマーカー。

●ペントシジン（実用化を目指し、研究・開発中のため推奨はつけず）

悪玉架橋の本体「AGEs」の代表的な物質。ペントシジンが多いと、悪玉架橋が増加して、骨粗しょう症が進行していると推定される。

●ホモシステイン（HCY）（実用化を目指し、研究・開発中のため推奨はつけず）

ビタミンB群の不足によって蓄積される物質。血中ホモシステインの濃度が高いと、酸化ストレスによってコラーゲンの架橋に異常が起きており、骨折リスクが高まっていると推定される。

骨粗しょう症の検査④ 必要な栄養素が足りているかを調べる

ビタミンDなど、骨に必要な栄養素が足りているかは血液検査で調べます。

●25OHビタミンD　★★★

ビタミンDが代謝されてできる物質で、血中の量を測ることでビタミンDの過不足を確認することができる。

●カルシウム　★★★

カルシウムは生体内で最も多いミネラル成分で、主として骨や歯を形成している。大人では約1kgのカルシウムがあると言われており、そのうちの99％が骨と歯に、残りの1％が血液中や細胞に存在して機能している。

●リン　★★★

体内に存在するミネラルの中ではカルシウムの次に多く、成人の体重の約1％を占める。その85％は、カルシウムやマグネシウムとともに骨や歯の成分（リン酸カルシウムおよびリン酸マグネシウム）として存在し、骨の強化を担っている。

短期間で若返り、治療は一生涯続く

骨は、海綿質が年間40％、骨皮質が7％程度も新陳代謝する、からだの中で最も若返りスピードの速い臓器です。

すなわち、きちんと治療や運動、食事の改善等をすれば、2年とちょっとで確実な若返りが可能ということになります。同じように血管も、若返り可能と言われていますが、これほど短期間で刷新できる器官は骨だけです。

薬1つ取ってみても、骨の治療法はずいぶん進んでいます。

たとえば薬のコスパを評価する国際基準NNT（Number Needed to Treat：治療必要数）に則って血管を若返らせる「スタチン」という薬を見てみると、悪玉コレステロールを減らし、血管がさびるのを予防して、心疾患等の発症を予防するには、150人から200人に投与して、やっと1人救えるかどうかという程度しか効果がありません。NNTとは、一人の患者さんを救うために、何人の患者さんがその薬を服用する必要があるかという、疫学上の指標です。

一方の、骨粗しょう症の治療薬は、7人に投与したら1人の骨折は予防できるという非常に効率のよい薬です。

ただ逆に、常に新陳代謝しているということは、治療をやめてしまえばすぐに悪い状態に戻ってしまうということです。骨粗しょう症の最大の要因は性ホルモンの減少なので、いくら薬で骨が若返ったとしても、それは薬が効いている間だけ。薬がからだから抜けた瞬間に、骨の壊し屋である「破骨細胞」の勢いは復活し、骨を形成する「骨芽細胞」の働きを凌駕して、ほんの1~2年で元の木阿弥、骨の量は減ってしまいます。

つまり、骨は短時間で劇的な若返り効果が出る反面、予防・治療は一生涯続けなければならないのです。

薬を一生飲み続けると聞くと、がっかりされるかもしれませんね。でも、投与するのは

「6カ月に1回」あるいは「1年に1回」だけだったらどうでしょうか。

骨粗しょう症の治療薬にはさまざまな種類があり、患者さん一人ひとりの症状やニーズに応じたテーラーメイド治療ができるようになっています。

継続した治療で、「こけても骨折しなくなった」82歳男性

たとえば、次のような患者さんがいました。

コウヘイさん（仮名）は現在82歳。75歳だった7年前から当院の外来に通院されています。

初診時のYAMは60％※。YAM70％未満は骨粗しょう症ですので、治療が必要になります。

両側の膝に、関節症による重度の疼痛があり、ご本人がもう一度痛みを感じずに歩けるようになりたいと強く希望されていたこともあって両側同時の人工膝関節手術を行いました。手術時から「骨吸収抑制剤」を開始し、7年継続、外来経過観察中です。

この7年間で数度転倒されましたが、新たな骨折はありません。また、当院では人工関節術後の患者さんには、骨密度、骨代謝マーカー、骨質マーカー（ペントシジン、ホモシステイン）などを測定し、総合的に骨粗しょう症や、骨のサビ（老化）を調べ、術後の経過をよくするための最先端の骨粗しょう症治療を行っているため、人工関節と骨との固着にも問題は発生していません。

7年間の服薬治療によって、腰椎のYAMの値は60％から72％へ増加しました。

骨粗しょう症治療の一番の目的は、寝たきりなどにつながる骨折を予防することです。コウヘイさんは治療を開始した当時、両膝の痛みに加えて、YAMの値が非常に低く、いつ「いつのまにか骨折」してもおかしくない状況にありました。

これまでの7年間で複数回転倒していますが、もし治療を始めていなかったら、おそらく骨折していたことでしょう。82歳の現在も、新規の骨折をすることなく、元気に歩けていることを、ご本人もご家族も喜んでいます。

巻では、人工関節の手術後20年から30年で骨粗しょう症などにより骨がやせてしまい、100人中3～6人くらい（3～6％）の割合で人工関節と骨との結合が緩くなり、痛みが出ることがあるとの報告があり、人工膝関節の耐用年数が20～30年といわれることがありますが、それは正確な情報ではありません。

当院では、そのような問題は発生していませんし、こうした緩みを防止するために、最先端の骨の評価による骨粗しょう症治療を同時に行っています。

骨粗しょう症は、「生涯にわたり予防と治療をしていれば、骨はいつまでも若いまま、腰が曲がることもなく、元気で長生きできる」、つまり、うまくお付き合いを続けられる病気です。私たち整形外科医を、「100年元気骨」のパートナーとして、予防と治療を前向きに取り組んでいただけたらと思っています。

※YAM（Young Adult Mean）とは「若年成人平均値」の意味で、20～44歳までの健康女性の骨密度の平均値がYAM値として用いられます。骨密度測定検査では、このYAMを指標に「現在の骨量はどの程度あるのか？」をパーセンテージで示し、骨の状態について診断を下します。（同年代の平均値との比較ではありません）骨粗しょう症と判断する目安は70％未満です。

第5章

骨常識を最新にアップデート
よくいただく質問に答えます

骨密度や骨質についての基本の質問

Q1 骨密度検査の結果表のTスコアとZスコアとは？　どちらの数値を気にしたらいいですか？

A　気にしていただきたいのはTスコア、若年成人比較の数値です。 骨密度検査のパーセンテージには2つあり、TスコアはYAM値といって、20〜44歳までの健康女性の平均値を100として、それよりもどのくらい低いか（あるいは高いか）を比較して、パーセンテージで示しています。一方、Zスコアは被検者と同年齢の平均値との比較を示すもの。骨粗しょう症と判定される基準は70%未満の場合で、70〜79%なら骨量減少（骨減少症）、80%以上なら正常と診断されます。骨密度は20〜44歳くらいまではほとんど変わらず、40代後半、女性ホルモンが減る閉経2年前くらいから閉経後10年間で急激に減少するので、50歳以降の平均値は低過ぎて、骨粗しょう症の診断の目安にはできないのです。

たとえば、ある患者さんは、同年齢比較（Zスコア）では93％とあまり低いほうではありませんでしたが、若年成人比較（Tスコア）では77％で「骨量減少」（骨減少症）との判定になりました。

Q2 骨密度は、部位によって異なるというのは本当ですか？

A 本当です。なぜなら、**カルシウムが骨から減っていくスピードは体の部位によって異なる**からです。背骨や腰といったからだの中心寄りから外側の順に減っていき、また、海綿質から筒状の骨皮質の順に減っていくことがわかっています。また、日常的に体重の負荷がかかっていない部位ほど、骨量の減少が著しいこともわかっています。

骨粗しょう症の専門外来で受けることができる骨密度測定「DXA法」では、基本的に腰椎と大腿骨を検査しますが、それは、「足の骨と腕の骨とでは骨密度が違う」「骨粗しょう症によって骨折を起こしやすいのは、背骨・腰骨と大腿骨頚部である」という理由からです。

たとえば腰椎の結果は65％で、骨粗しょう症の治療が必要な状態（70％以下が要治療）

であったものの、大腿骨の結果は78%であまり低くはなかった、ということもよくあります。

Q3 高齢の母が室内で転倒し、右の大腿骨を骨折しました。ドミノ骨折が心配ですが、今から骨粗しょう症治療を始めても意味がありますか?

A **骨粗しょう症の治療は、いつから始めても意味があります。**大腿骨近位部骨折は、骨粗しょう症を治療することで反対側の大腿骨の骨折予防が可能であり、骨折の連鎖(ドミノ骨折)を止められるという科学的な根拠も確立されています。

2022年4月の診療報酬改定で、初回骨折後(一次骨折)2回目の骨折(二次性骨折)予防を行うと医療機関に保険点数加算がつくようになりましたので、お医者さんも積極的に治療してくれるはずです。

どうぞ早めに治療を開始し、お母様が末長くお元気で過ごされるようにしてあげてください。

巷で話題の「骨強化成分」、整形外科医はどう見ている？

Q4　若返りの骨ホルモン「オステオカルシン」とは？

A　近年メディアが「若返りホルモン」として話題にしている成分ですね。オステオカルシンは骨芽細胞でつくられるタンパク質で、ビタミンKの作用のもと、骨質を強固にする役割を果たすと考えられています。

ビタミンKは骨代謝にとって重要なビタミンです。昨今、骨を丈夫にする、あるいは全身の若返りに役立つ成分として注目されているオステオカルシンですが、骨の強化という意味ではむしろ、ビタミンKのほうが重要と言えるかもしれません。

ただ、骨粗しょう症医療にかかわる者としては、オステオカルシンは骨代謝マーカーと認識しています。特にビタミンKが不足すると増加する血中のオステオカルシンは、骨密度とは独立した大腿骨頸部骨折の危険因子であることから、骨のビタミンKが足りているかどうかを測る目安として診断に利用しています。

※参考：骨リモデリングと血液凝固系・凝固制御系のクロストーク(jst.go.jp)

https://www.jstage.jst.go.jp/article/oleoscience/14/12/14_555/_pdf/-char/ja

Q5 骨の強化にはビタミンKも重要ですか？

A もちろん重要です。マスコミはしばしば、単一の栄養素を大々的にクローズアップする傾向がありますが、人体の活動は各種の栄養素で成り立っていることを忘れてほしくありません。骨の強化にもカルシウムはもとより、コラーゲン、ビタミンD、ビタミンK、ビタミンB群、ビタミンCなどが複雑にかかわっています。

その上で、ビタミンKの役割ですが、骨芽細胞や破骨細胞に働きかけて骨の形成を促すとともに骨吸収を抑制することが報告されており、骨代謝バランスの調節に役立っているのではないかと考えられます。

ビタミンKの摂取には、納豆がおすすめですが、苦手な人や、これまでの食生活では足りないと感じている場合には、カルシウムやビタミンDとともにビタミンKを強化した牛乳を飲むのもいいと思います。

Q6 コラーゲンは増やしたほうがいい？

A 増やす必要はありません。骨密度だけでなく骨質も骨の強度を担うこと、骨質は鉄筋にあたるコラーゲンのよし悪しに左右されることをお伝えしてきましたので、コラーゲンを増やさなければと思った方もいるかもしれません。骨質はコラーゲンの量ではなくコラーゲンの質が問題で、骨質劣化型骨粗しょう症の方は、コラーゲンが少ないのではありません。コラーゲンは十分骨にあります。しかし、コラーゲンが老化して、骨質が悪くなっています。

骨質を改善するために、酸化ストレスを少なくする生活習慣と運動、栄養面ではビタミンD、ビタミンKやビタミンB群を摂るようにしてください。

子どもの骨の気になる問題

Q7 身長を思い通りに伸ばす方法はある？

A

ありません。「牛乳を一生懸命飲んだから背が高くなった」と言う人もいますが、それは牛乳を飲んだからではありません。**身長は遺伝の要素が強く、特に何かをたくさん摂れば伸びるとか、こんな運動をすれば伸びるというものではありません。できるのは、骨の成長に必要な栄養を十分に与えて、骨を健やかに成長させてあげることだけです。**

それには、カルシウムやタンパク質、ビタミンDなどが含まれた食事をしっかりと食べさせること。「目指せ高身長」的な謳い文句で宣伝されているサプリは特に必要ありません。

要は、子どもの骨や筋肉の成長に必要な栄養をしっかり摂り、最大限の骨の成長を促すこと。その結果としてすくすくと背が伸びることはあるかもしれません。

身長はやはり、親の遺伝子の影響が強いので、高身長の親御さんなら、お子さんも高身長になりますし、小柄な親御さんからは、親の遺伝を超えて、10㎝も20㎝も大きくなることはほぼありません。

Q8 成長ホルモンを増やせば身長をより伸ばすことができますか？

A 成長ホルモンの分泌が不足して低身長になる病気のお子さんであれば、ホルモンを補充してあげることで通常の成長に近いところまで伸びることはあります。しかし、通常の量が分泌されているお子さんに成長ホルモンを飲ませても、プラスアルファ的な効果は出ません。

車のガソリンが満タンのところにあふれるほどガソリンを注いでも、通常の距離を超えて長距離を走れたりはしないのと同じです。同様に、異常がないお子さんに成長ホルモンを注射することも意味がありません。

高身長になりたいお子さんに親がしてあげられるのは、最大限に成長できるよう、必要な栄養素を十分摂れる食事を食べさせてあげることだと思います。

特に今、若い年齢層の人はビタミンDが不足しがちなので、小魚、きくらげ、シイタケなどを意識して食べさせるといいですね。

Q9 昨今、骨折しやすい子どもが増えているそうですがなぜでしょう？

A 確かに、骨折しやすい子どもが増えているようです。(独)日本スポーツ振興センターのデータによると、学校（学校行事を含む）における骨折は、小学生から高校生までの全体で、30年前の1・5倍になっているそうです。

理由は2つ考えられています。

1つ目は、高齢者のようなロコモ（ロコモティブシンドローム）が子どもでも起きている可能性。身体活動の減少によって筋肉・骨・関節等の、危険を回避する能力が低下し、骨折等重症化するケースが増加しているようなのです。

ロコモとは、加齢にともなう筋肉・骨・関節等のトラブルが元で、バランス能力・体力・移動能力などが衰え、立ったり歩いたりといった日常動作が困難になることですが、「それが子どもにも」というのは驚きですよね。

かつては、特に男児の骨折は、元気な証拠、といったイメージでとらえられていたように思います。しかし、最近はどうも様子が違います。テレビや新聞にはよく「跳び箱で手をついただけで両手首を骨折した子ども」や「和式トイレでしゃがめない子ども」の話題が登場します。

高齢者だけでなく子ども時代から、外遊びの不足や運動不足によってロコモが起きている可能性があります。

もう1つは、中学生以上の部活動中に、特定の部位のみを使い過ぎているオーバーユースによる疲労骨折の可能性があげられます。

疲労骨折は、一度では骨折に至らない程度の応力が、骨の同一部位に繰り返し加わることにより発生します。こちらは、オーバーユースに加え、私たち慈恵医大のチームが2023年に明らかにしたように、若年層も含む日本人の98%がビタミンD不足であることとも関係しているものと思われます。

骨が若返ると人生が変わる

Q10 骨が若返ったら、肌も若返るでしょうか？

A それはあると思います。肌は、からだの中のあらゆる臓器のサビ（酸化ストレス）の量を反映する、と考えていいと思います。

100人の手術症例で皮膚、骨、血液、尿のサビとAGEsを測定したところ、すべての部位にサビが流れ出ていることがわかりました。すなわち、鉄筋コンクリートの建物がさびていれば、雨が降ったら、雨どいにサビがたくさん流れてくるのと同じです。

AGEsはメイラード反応産物といって茶褐色の物質なので、それが増えてくると、骨も血管も皮膚も、少しずつ黄色みがかってきます。肌が加齢にともなってくすんでくるのはそのせいです。 かつ、硬くもろくなって、しなやかさが失われ、しわなどの原因にもなるわけです。

骨が硬くもろくなるのと、肌が衰えるのは同じ仕組みです。すべての臓器は一様にサビが進みますから。

ということは、食事や運動、あるいは治療によって骨が強さを取り戻せば、肌もある程度若返るということはあると思います。

Q11 骨が若返ると、髪の毛や爪も若返る?

A 治療薬の中でも特に骨形成促進剤を使った患者さんから「髪の毛が生えてきました」「髪にハリが戻りました」とか「爪がしっかりしてきました」等々のお話を聞くことはあります。

ですがそれを科学的・医学的に裏付けるようなデータはまだありません。

コラーゲンは、骨の形成を促進しますが、皮膚とか髪、爪、その他を促進するという直接的なエビデンスはないです。でも、否定はできませんね。

Q12 骨貯金は何歳から始めたらいいですか？　目標値は？

A

骨密度は男性も女性も20～30代が高く、40代を過ぎるとなだらかに低下していきます。

若いほど高いわけではなく10代と80代は同じくらい低く、また女性の場合は、閉経後にぐっと低下して、妊娠・出産でも低下します。このカーブは基本的に普通の生活を送っていれば皆さん同じなので、同じ低下するにしても、ピークが高いほど、骨折を起こしやすくなるラインを割り込むまでの猶予期間が長くなる。それを貯金にたとえて骨貯金と呼んでいます。

将来の不安に備えて、若いうちにたくさん貯め込んでおくという話ですね。

女性の骨密度のピークは34歳ですから、このピークに達する前にできるだけ骨密度と骨質を高めておくのはいいと思います。ただ、大切なのはどれくらい高めるとかいう数字の問題ではなく、骨を強く保つ生活習慣を身につけることです。

食事と栄養に加えて、検査をきちんと受けること。必要であれば治療も受けること。

残念ながら、骨粗しょう症検査が保険診療で受けられるのは40〜70歳の女性だけです。でも女性も男性も、若いうちから、自費を支払ってでも検査を受けておいたほうがいい。

骨は他の器官と違って、何歳からでも若返ることが可能ですから、常に自分の骨の状態を気にかけて、骨の今に適したケアをすることが１００年元気な骨で生きる秘訣です。

つまり、これからは骨も、貯めるだけでなく運用が大事というわけです。

第6章

骨の最新医学で一生〝元気骨〟で生きていこう

これからの「骨医療」はどうなる？

骨の健康戦略の新時代を拓く「骨ドック」

私は骨粗しょう症に関する研究成果を、日本中の皆さんの骨の健康に役立ててもらうための**「骨ドック」**を、東京慈恵会医科大学附属病院の人間ドックのメニューに加えました。

他の骨粗しょう症外来や人間ドックでも行われている「骨密度検査」に加え、長年研究に協力していただいている島津製作所の技術を用いた「胸椎・腰椎X線画像診断」と、ビタミンD、カルシウム、リン、骨代謝マーカーを一括で調べる「血液検査」などの健診結果に基づき、新橋健診センターの保健師が対面指導を行うとともに、当大学の整形外科医が受診者向けの「アドバイスレポート」も作成します。

「胸椎・腰椎X線画像診断」は、従来は確立された検査法がなかった背骨の「いつのまにか骨折（椎体圧迫骨折）」の発見を容易にする新しい技術です。また血液検査では、骨の健康にかかわるカルシウム以外の成分や、骨代謝の見極めに有効なマーカーを調べます。

慈恵医大の骨ドックでは、

- **骨密度**
- **背骨の様子**
- **栄養状態**
- **代謝の状況**

これらを検査することによって、骨密度だけを測る検査ではわからなかった、骨質の善し悪しが関係する骨粗しょう症も、兆候の段階で察知して、予防することが可能になります。

さらに、骨粗しょう症が発見された場合には、外来でより詳細な検査を行い、その結果に基づいて専門的な治療を受けていただくこともできます。

新たな「骨質マーカー」の保険適用へ向けて

さて、私たちは研究によって、骨の強度は骨密度だけで決まるのではなく、骨質の善し悪しも大事だということを明らかにしましたが、**骨質の異常をダイレクトに調べられる検**

査は、実はまだできていません。

栄養状態や生活習慣病の有無などから推察して、「治療したほうがいいかどうか」を診断しているのが現状です。

でも、研究開発は着々と進んでいます。

今、私たちの骨ドックへの導入を決めている新しい検査に「AGE Reader（エイジリーダー）」があります。第2章で、骨の質を劣化させる悪玉架橋の本体として名指ししたのが「AGEs（終末糖化産物）」と総称される悪玉物質で、代表的なAGEsは「ペントシジン」という物質であることをお伝えしました。

ペントシジン等、一部のAGEsはその構造に由来する特異的な蛍光を発生します。人間の目には見えない光なのですが、「AGE Reader」を使えば、体内に蓄積されたAGEsを、機械に腕を乗せるだけで痛みもなく簡単に、かつ12秒程度の短時間で測ることができます。

従来のAGEs測定では、患者さんの皮膚を小手術によって取らなくてはなりませんでしたから、大変な進歩です。

私は目下、尿中のペントシジンを骨折リスクマーカーにして、血液検査でビタミンD

等々の他の成分と一緒に測定する技術も開発中です。

実用化されれば、特別な機械がない病院やクリニックでも、簡単かつ安価に骨質劣化タイプの骨粗しょう症について調べられるようになります。

これなら、若い皆さんにも、一般の健康診断で気軽に、精度の高い骨粗しょう症検診を受けてもらえるようになると期待しています。

医師は「自分の目で」選ぼう

本当のEBM（根拠に基づく医療）とは何か

この5年ぐらいの間にも、骨粗しょう症をめぐる結論はどんどん変化しています。私は、若手の医師には、患者さんに対して「昔ながらのエビデンス通りにやっています」とか「私はガイドラインに沿った治療をしています」という医師にはなるなと指導しています。何年もたつと非常識になっているかもしれないエビデンスを覚えるだけで医師がつとまるのであれば、医師免許を取る必要はありません。

無論、治療のためのガイドラインは知っていなければなりません。そこは知った上で、目の前の患者さんと向き合ってリアルな情報を得て、その患者さんに合ったテーラーメイド医療を行うべきだと考えています。

患者さんの個々のリスクを評価して、個々に応じた治療をする。画一的な、ＡＩのような単純な作業ではない治療を、私はやっていきたいと思っています。

「EBM」という言葉をご存じでしょうか？　これは、Evidence-Based Medicine の頭文字を取ったもので、根拠に基づく医療、というものです。医師の経験や直感に頼りがちだった医療を、データベースをもとに最適な治療を探る方法です。

多くの日本人は、有名な論文通りの医療をするのが、このＥＢＭ（根拠に基づく医療）だと勘違いしているように思います。

本来は、論文などのエビデンスと、医師の専門的な意見と、患者さんとの三者で協議して、決めて、行う治療がＥＢＭです。

そもそもガイドラインは、全部の人間の6割にしか該当しないと言われています。残りの４割には当てはまらない。それがガイドラインであり、それだけ人は多様だということです。

そんなわけで、私はよくガイドラインにはないテーラーメイドの薬の処方をするのですが、大学の薬剤部からは「先生、それ、エビデンスありますか」と聞かれます。その都度一から説明して、「ガイドライン通りではないけれど、医師として選択し、患者さんとの協議の結果、この処方になっている。これがＥＢＭだよ」と話しています。

「何かおかしい」エビデンスの芽はいつも患者さんから

最後に、少しだけ私自身の話をさせてください。私は中学時代から熱血サッカー少年で、中学・高校では全国大会に、高校3年時は国体に、東京代表として出場しました。一貫してゴールを守り、中学のときには東京都の最優秀ゴールキーパーにも選出されました。私の人生における最初の重要な学び「地道に頑張ればよいことがある」は、サッカーでの厳しい練習の日々から得たものです。

とはいえ、一生懸命に打ち込むほどケガのリスクは高まります。私も絶えず、手や膝の靭帯損傷、関節の脱臼、腰椎の椎間板ヘルニアなどのケガに悩まされていました。

アスリートにとって大事なのは、いかに練習を休まずして、競技に早く復帰するか。医師には「完治を待ちましょう」なんて、誰にでも言えることを言ってほしくない。そんな、私自身が痛感したアスリートの気持ちがわかるドクターに、自分こそがなろうと「スポーツドクター」を志し、慈恵医大を選びました。

さらに、恩師の「一流のスポーツドクターを目指すなら、整形全体を学べ」との言葉に導かれ、整形外科に進みます。そこから、「スポーツ選手の痛みを取って現場に戻し、一人でも寝たきりの高齢者をつくらずに笑顔に満ちた時間を過ごせるための医療を実現する整形外科医」を志し、現在に至っています。

大きな岐路は、大学院への進学を決めたことでした。背中を押してくれたのは「これだけは負けないというものを持ちなさい」――研修医時代にある上司からかけてもらった一言です。

当時の私は、大学まで続けたサッカーをケガで引退し、これだけは負けないものを見失っていたので、「再び誇れるもの」が欲しかったのです。ただ、大学院で、整形外科の研究の師匠である藤井克之先生から引き継いだ研究テーマは、コラーゲンの分析でした。

後々、骨の研究の要となった〝運命のテーマ〟だったわけですが、当時の私にとっては「え、なんで?」という感じでした。というのも研究テーマには流行りすたりがあり、その頃の主流はゲノム・遺伝子研究だったからです。

でも、私に選択の自由はありません。「まずはコラーゲンについて知ろう」と、関連する論文を手あたり次第に読み込むうちに、こう思うようになりました。

コラーゲンには、遺伝子研究では解き明かせない世界を変える秘密が隠されているのではないか――。実際、その頃の世界を見回しても、私がやろうとしている研究はほとんどなされていませんでした。そのフィールドには、またとないチャンスが眠っていたのです。

そこからは、医師としての時間以外すべてを研究に注ぎました。私は海外留学の経験もないし、著名な研究室で学んだこともありません。でも、慈恵医大で地道な研究を重ね論文を発信し続けた結果、世界の研究者たちが私を認め、引き上げてくれました。


さて現在、私は年間100件を超える人工関節手術と研究、そして学外活動もあり多忙な毎日を送っていますが、自分が手術した入院中の患者さんは、平日はもとより土日や祝日も、朝6時半から私一人で診察を行い、安心してリハビリや治療に専念してもらえるように努めています。

日々患者さんを診ていることで、「何かおかしい」ことに気付くことができます。それこそが新しいエビデンスの芽。そのまま通り過ぎることなく、何かおかしいは本当におかしいのか、また、なぜおかしいのかを研究で解明することが、医師であり研究者である自分のポリシーです。

研究によって「目の前にいない患者さん」の力になりたい

そんな私が、医者として最高の喜びを感じるのは、患者さんから「先生に治してもらってよかった」「ありがとう」と言ってもらえたときです。

整形外科の手術は、１００％成功させるのがあたり前。確実に成功させた上で、その後機能がどれだけ元通りに再建できるかを重視しています。

手術で同じようにきれいに人工関節を入れることができていても、患者さんはそれぞれ筋肉の状態も骨の状態も違うので、普通に杖なしで歩けるようになるまでは、リハビリなど術後のケア次第で差が出てしまう。その意味では、手術の後こそが、医師としての力量の見せ所です。

もちろん、私が診なくても、それなりに回復はするでしょう。でも自分の患者さんには、なるべく早くよくなっていただきたいので、毎朝自分で診ています。

研究も、研究のための研究ではなく、患者さんに還元できるような研究をするのが、大

学の方針であり、私の目指すところでもあります。

目の前にいる患者さんをしっかり診て、エビデンスの芽を発見し、それを研究で解明して論文にする。その論文が世界中の医師や研究者から認められ、ガイドラインを書き換えることができれば、目の前の患者さんだけでなく、世界の医師の前に座る患者さんをも救う研究や診療を築き上げる『変革』にもつながる。

もちろん骨粗しょう症になる人を減らすことだってできるでしょう。これからも、そのために日々を重ねていきたいと思っています。

おわりに

最後までお読みいただき、ありがとうございました。

日本人のための「元気骨」習慣を始めていただくために、骨粗しょう症の最新情報をお届けしました。

あえて難しい説明は省きましたが、多くの方が、ご自身の骨により関心を持ち、骨粗しょう症の予防、または治療に取り組んでいただく一助になればうれしく思います。

日本の医療者の多くは、海外の論文や情報からエビデンスがありそうなものを引用して日本人に当てはめ、健康増進に活かそうとします。

当てはまるものもありますが、日本は世界的な長寿国です。すでに、**白人よりも10年近く長生きする人種ですから、採り入れたほうがいい海外の生活習慣などがあったとしても、それ以上に、日本人固有の病気のリスクに目を向けるほうがいい。**

特に**ビタミンDは、健常人の98%が不足**していて、しかも80%が、血清中25-ヒドロキシビタミンDの基準濃度27ng／mℓ以下の「欠乏症」という状態にあります。これは海外ではあり得ない、日本人固有のリスクです。

さらに日本人は、動脈硬化の危険因子で、骨質劣化によって骨折リスクを高める高ホモシステイン血症の人が、遺伝的に白人の2倍の頻度でいることもわかっています。

白人よりも10年近くも長生きする日本人は、骨粗しょう症による骨折の脅威とも、その分長く向き合い、生きていかなくてはなりません。

私たち日本人は、そのことを念頭に置いて、

- **ビタミンDを十分に摂取する**
- **しっかりと運動して骨と筋肉を強く保つ**
- **酸化ストレスを浴びるような環境を避ける**

などを心がけ、若いうちから生活習慣病の予防に努めるべきだと思います。

特に女性は閉経年代の40代後半から、男性でも50代後半からの生活習慣が大事です。

からだの中の組織は、みんな新陳代謝していますから、悪い生活習慣を反省し、改善しさえすれば、必ず元のいい状態に戻っていきます。

とりわけ骨の場合は、何度もお伝えした通り、海綿質というスポンジのような骨の内側

が年間40％、骨皮質という表面の固い部分は年間7％も入れ替わります。これは、血管や軟骨に比べて、圧倒的なスピードです。

ですからどうか、女性は40代後半から、男性は50代後半から骨粗しょう症にならない生活を送るようにしてください。

そこでまず取り組んでいただきたいのが、検診を受けることです。

嘆かわしいことに、骨密度の検診の普及率は、現在5％ぐらいしかありません。

ほとんどの方は、検診のお知らせが届いても、受けていないのが実態です。これを100％近くまで高めようというのが、今、国としても、骨粗しょう症学会としても目指しているところです。

骨密度は、体重や血圧のように簡単に測ることはできません。医療機関に行って検査を受けるのは確かに面倒かもしれません。ですがひとまず1回、きちんと測ってもらって、自分の骨貯金がどれくらいなのかを知っていただきたいと思います。

健康長寿の根幹となる「元気骨」へ。
本書が、骨太な一歩を踏み出すヒントになれば幸いです。

斎藤 充

斎藤 充（さいとう・みつる）

東京慈恵会医科大学整形外科学講座主任教授。同大附属病院整形外科・診療部長。1992年、東京慈恵会医科大学卒。2020年より現職。日本骨代謝学会理事、日本骨粗鬆症学会理事、日本人工関節学会理事などを兼務。骨代謝の診断・治療・研究で世界を牽引する。

* 『骨粗鬆症の予防と治療ガイドライン２０１５』
（日本骨粗鬆症学会、日本骨代謝学会、骨粗鬆症財団）

* 『関節外科　基礎と臨床　特集骨粗鬆症の Up to date』
（メジカルビュー社）

* 『ステロイド性骨粗鬆症の管理と治療ガイドライン 2014 年改訂版』
（大阪大学出版会）

* 『生活習慣病骨折リスクに関する診療ガイド 2019 年版』
（ライフサイエンス出版）

* 1.5 億年前の恐竜に呼吸器感染症の痕跡、発熱や咳に苦しんだ？
ナショナル ジオグラフィック日本版サイト
https://natgeo.nikkeibp.co.jp/atcl/news/22/021600071/

* 日本人骨粗鬆症性骨折の死亡は公表値の 19 倍
https://medical-tribune.co.jp/news/articles/?blogid=7&entryid=560284
J Orthop Sci. 2023 Nov 18:S0949-2658(23)00285-3.

* ビタミンKの健康栄養機能に関する最近の知見
Recent Findings about Health and Nutritional Effects of Vitamin K
（オレオサイエンス　第14巻第12号 2014 総説）

* 骨リモデリングと血液凝固系・凝固制御系のクロストーク
https://www.jstage.jst.go.jp/article/jjsth/31/3/31_2020_JJTH_31_3_316-324/_article/-char/ja/

* 『開眼片脚起立時間による高齢者元気度区分と転倒・骨折調査，並びに片脚起立１５秒以下の群に対する開眼片脚起立運動訓練による骨折予防への無作為化介入調査に関する研究』
（H 19- 長寿 - 一般 -031 ／平成 19 年度～ 21 年度　総合研究報告書）

* 子どもの骨折増加に２つの側面（ニッセイ基礎研究所）
https://www.nli-research.co.jp/report/detail/id=62925?site=nli

100年骨

2024年 11月 30日 初版発行
2024年 12月 10日 第2刷発行

著　者　　斎藤 充
発行人　　黒川精一
発行所　　株式会社サンマーク出版
〒169-0074　東京都新宿区北新宿 2-21-1
電話 03-5348-7800
印　刷　　三松堂株式会社
製　本　　株式会社村上製本所

ISBN978-4-7631-4176-7 C0075
ホームページ　https://www.sunmark.co.jp